E-Book inside

Mit dem Kauf dieses Buchs erhalten Sie das zugehörige E-Book gratis. Sie können dabei aus zwei Dateiformaten wählen: EPUB (gängiges Format für E-Reader und Tablets) und PDF (für PC und Laptop). So kommen Sie an Ihr kostenloses E-Book:

Rufen Sie im Internet diese Website auf:
↗ http://www.junfermann.de/ebook-inside

Geben Sie den unten stehenden Code in das dafür vorgesehene Feld ein und klicken Sie → Code einlösen. Nach Eingabe Ihrer E-Mail-Adresse und Auswahl des E-Book-Formats erhalten Sie sofort einen Download-Link für das gewünschte E-Book an Ihre E-Mail-Adresse.

Bitte beachten Sie, dass der Code für Sie personalisiert wird und nur einmal gültig ist. Die Datei müssen Sie zunächst auf Ihrem Computer speichern, bevor Sie sie auf ein mobiles Endgerät überspielen können.

W0341196

GMEMEWTZ

Nancy Colier

Wenn die Gedanken wieder kreisen ...

Hilfreiche Impulse zum Umgang mit ständigem Grübeln

www.junfermann.de

blogweise.junfermann.de

www.facebook.com/junfermann

twitter.com/junfermann

www.youtube.com/user/Junfermann

www.instagram.com/junfermannverlag

NANCY COLIER

WENN DIE GEDANKEN WIEDER KREISEN …

HILFREICHE IMPULSE ZUM UMGANG MIT STÄNDIGEM GRÜBELN

Aus dem Englischen von
Larissa Jolitz

Junfermann Verlag
Paderborn
2023

Copyright	© Junfermann Verlag, Paderborn 2023
Copyright der Originalausgabe	© 2021 by Nancy Colier Translated from the English language: *Can't Stop Thinking: How to Let Go of Anxiety and Free Yourself from Obsessive Rumination* First published by: New Harbinger Publications, Inc.
Coverfoto	© tomozina (https://stock.adobe.com)
Covergestaltung / Reihenentwurf	Junfermann Druck & Service GmbH & Co. KG, Paderborn
	Die Originalausgabe ist 2021 unter dem Titel *Can't Stop Thinking – How to Let Go of Anxiety & Free Yourself from Obsessive Rumination* bei New Harbinger Publications erschienen. All rights reserved. Authorised translation from the English language edition published by New Harbinger Publications Inc.
Übersetzung	Larissa Jolitz, www.larissa-jolitz.de
Satz & Layout	Junfermann Druck & Service GmbH & Co. KG, Paderborn

Bibliografische Information der Deutschen Nationalbibliothek	Die Deutsche Nationalbibliothek verzeichnet diese Publikation in der Deutschen Nationalbibliografie; detaillierte bibliografische Daten sind im Internet über http://dnb.d-nb.de abrufbar.

ISBN 978-3-7495-0378-0
Dieses Buch erscheint parallel als E-Book.
ISBN 978-3-7495-0379-7 (EPUB), 978-3-7495-0380-3 (PDF)

Für meine Mädels, Juliet und Gretchen

Inhalt

Vorwort

Ich erinnere mich noch gut an den Tag, an dem mir klar wurde, dass meine Gedanken mich in den Wahnsinn trieben. Als aufstrebender Akademiker am College glaubte ich fest an die menschliche Fähigkeit, mit der endlosen Fülle komplexer Gedanken in unserem Kopf sämtliche Probleme lösen zu können. Aber im wahren Leben hatte ich keinerlei Kontrolle über mein eigenes Denken, ich brütete so lange über einer neuen Beziehung, bis ich vor Nervosität kaum noch essen oder schlafen konnte. Liebt sie mich oder nicht? Wirklichkeit oder Einbildung? Die Zweifel und negativen Szenarien, die mein Kopf wie am Fließband produzierte, nahmen mir jede Freude am Leben.

Also setzte ich schließlich in die Tat um, worüber ich schon jahrelang nachgedacht hatte, seit ich im ersten Studienjahr mit den spirituellen Traditionen aus Fernost in Kontakt gekommen war. Ich nahm die U-Bahn zu einem Zen-Zentrum in der Innenstadt und tauchte in die Praxis der Meditation ein. Zu diesem Zeitpunkt ahnte ich noch nicht, dass dies den Beginn einer lebenslangen Leidenschaft für die Spiritualität markierte, für die Frage, wie wir uns von Leid befreien und ein glückliches, friedliches, erwecktes Leben führen können.

Als fleißiger Zen-Schüler nahm ich bewusste Atemzüge, achtete auf meine Gedanken und brauchte doch Jahre, bis ich ein wenig Abstand von den zwanghaften Grübeleien gewann, die mich plagten. Damals gab es keine schnellen Abkürzungen, keine praktischen Ratgeber darüber, wie unser Kopf funktioniert, niemanden, der mir einfach mal sagte: „Hey, Schluss damit, du bist nicht deine Gedanken" – in anderen Worten, keine Bücher wie dieses. Denn *Wenn die Gedanken wieder kreisen* fasst die Weisheiten eines ganzen Lebens voll eigener Meditationserfahrungen der Autorin, Arbeit mit anderen und Jahrzehnten als Beraterin in Kopfangelegenheiten zu einer bündigen Kurzanleitung zusammen, mit deren Hilfe Sie sich von Ihren Gedanken lösen und auch ohne jahrelange Meditationsübungen Frieden und Glück im Hier und Jetzt finden können.

Colier beschreibt uns als Denksüchtige: Wir glauben, wir könnten das Leben nicht genießen, ohne uns mit all den endlosen Geschichten zu identifizieren, die unser Kopf wie am Fließband produziert. Wir halten dieses komplexe Narrativ sogar für etwas, das uns als Person ausmacht, für unser wahres, eigenes Selbst, und fürchten uns davor, wie das Leben abseits davon aussehen könnte. Wir mögen zwar schwer darunter leiden, sind aber der festen Überzeugung, dieses Leiden sei das unvermeidliche Resultat dessen, was um uns herum geschieht, was andere uns antun, was das Leben uns aufbürdet – statt es als optional und aus eigener Kraft steuerbar zu betrachten. Eventuell fühlen wir uns unserem Leiden sogar verpflichtet, weil wir meinen, für Fehler büßen, vererbten Schmerz schultern und eine Lektion lernen zu müssen.

Colier lädt uns dazu ein, diese (Denk-)Sucht zu überwinden und das Gefühl einer Verpflichtung abzuschütteln, indem wir einen einzelnen radikalen Schritt in eine neue Richtung machen. Anstatt äußeren Umständen die Schuld zu geben – auf die wir sehr wenig Einfluss haben –, können wir uns an die eigene Nase fassen und die Quelle unseres Leidens in uns selbst finden; in den Entscheidungen, die wir treffen, den Geschichten, die wir aufrechterhalten, den Deutungen, die wir nach außen widerspiegeln. Das Leben ist, wie es ist, nicht immer erfreulich und mühelos, aber es liegt an uns, wie wir damit umgehen. Und der drastischste, befreiendste Schritt überhaupt besteht in der Feststellung, dass Sie nicht der Inhalt Ihrer Gedanken sind; Sie sind das Bewusstsein, in dem diese Gedanken auftauchen und wieder vergehen.

Diese Feststellung ist der erste Schritt auf dem Weg, aus der Illusion der Trennung zu erwachen – was in der Spiritualität traditionell Erleuchtung genannt wird. Seit 40 Jahren begleite ich Suchende auf der Reise des Erwachens, und dieser erste Schritt ist stets der mächtigste und umwälzendste. Sie sind nicht Ihre Gedanken – was für eine außergewöhnliche Erkenntnis! Wenn Sie das ein für alle Mal verstehen, öffnen Sie die Tür zu einem völlig neuen Dasein – dem Versprechen von Frieden, Glück und Erfüllung, die das Auf und Ab des Lebens nicht aus der Bahn werfen kann. *Wenn die Gedanken wieder kreisen* nimmt Sie bei der Hand, führt Sie durch diese Tür hindurch und dahinter sogar noch weiter.

Stephan Bodian

Psychotherapeut, spiritueller Lehrer, Gründer und Leiter der *School for Awakening* und Autor von *Meditation für Dummies, Wake Up Now* und *Beyond Mindfulness*

Einleitung – Denksüchtig

Es war ein herrlicher Frühlingsmorgen, und ich ging bei mir um die Ecke im Park spazieren. Obwohl ... Das stimmt nicht ganz. Ich war spazieren, ja, aber ich befand mich nicht wirklich *im* Park. Ich habe weder die bunt blühenden Blumen wahrgenommen noch den warmen Sonnenschein oder den Duft des frisch gemähten Grases. Es ging alles an mir vorbei, ich war ganz in mich selbst versunken, in mein persönliches Gefängnis – in Gedanken. So herrlich dieser Maitag auch war, ich erlebte ihn nicht; ich saß in meinem Kopf fest und schob darin zwanghaft hin und her, was in meinem Leben nicht funktionierte. Wiederholte und überdachte die gleichen Probleme, die ich schon seit Jahren wiederholte und überdachte; ich steckte tief im Labyrinth der Gedanken.

Und dann passierte etwas Bemerkenswertes. Mein inneres Objektiv drehte sich einmal um sich selbst; statt mich innerhalb meiner Gedanken zu befinden, schaute ich nun von außen darauf und hörte ihnen zu. Jetzt war ich diejenige, *mit der* die Gedanken sprachen. Ich konnte in den klarsten Farben sehen, wohin ich meine Aufmerksamkeit gelenkt hatte, und schaute dabei zu, wie sie sich an diese toxischen Inhalte hängte, sich in meiner Unzufriedenheit verhakte und sie weiter aufbrodeln ließ. Ich fühlte die Heimtücke meiner Gedanken und auch eine Art Fassungslosigkeit und Entsetzen darüber, dass ich immer wieder zu ihnen zurückgekehrt war. Ich erlebte mein Denken als etwas, das ich mir im Grunde nur selbst antat.

In diesem Augenblick habe ich erkannt, dass ich selbst diese ständig gleichen Geschichten der Unzufriedenheit immer wieder abspielte, die ständig gleichen verbitterten Gespräche in meinem Kopf führte – mit dem ständig gleichen Ergebnis: Leid, mein eigenes Leid. Endlich konnte ich meine Gedanken hören, klar und deutlich – und verstehen, wie schlecht ich mich durch sie fühlte. Ich betrachtete meine negativen Gedanken als das, was sie waren, eine Art selbst verabreichtes Gift. Dann kam der Aha-Moment: Mir ging auf, dass ich es anders machen könnte, mein ganzes Leben anders angehen. Ich konnte ändern, wohin ich meine Aufmerksamkeit richtete, mich von der Quelle dieses Leids abwenden. Ich wusste nicht nur vom Kopf her, sondern auch auf einer tiefen körperlichen Ebene, dass ich die Schöpferin meines Erfahrens war und es demnach auch in meiner Macht lag, es zu verändern. Wenn ich bereit war, der Beziehung zu meinen Gedanken eine neue Form zu geben, könnte ich mein ganzes Leben in grundlegend andere Bahnen lenken.

Gleichzeitig wurde mir klar, dass sich mein Problem weder durch beliebig langes Überlegen noch durch wer weiß wie viele „brillante" Gedanken lösen würde. Was auch immer ich erreichen wollte, wohin auch immer ich gelangen wollte … Wenn ich es schaffen sollte, dann nicht durch noch mehr Herumgrübeln. Ich verstand: Nachzudenken würde mir nicht die Zufriedenheit oder den Frieden verschaffen, die ich mir davon versprochen hatte.

Dieser Moment kam nach einem ganzen Leben voller Erzählungen, Analysen und Deutungen meiner eigenen Erfahrungen und der aller anderen – die ich gegenüber einer einzigen Zuhörerin ständig zum Thema gemacht hatte: mir selbst. Grübeleien darüber, was mich störte, Fixierung darauf, was ich dagegen tun könnte, und immer, immer wieder das Nacherzählen meiner Erfahrungen mir selbst gegenüber. Der Moment kam nach Jahren, in denen ich mir ausgeklügelte innerliche Narrative darüber gebastelt hatte, warum die Dinge in meinem Leben so passierten, wie sie passierten, und was ich tun musste, um sie zu ändern. Die Klarheit traf mich, nachdem ich viel zu viel Zeit damit verbracht hatte, zu rechtfertigen und zu argumentieren, warum ich richtiglag, warum meine Empfindungen so treffend waren. Als stünde ich im Gerichtssaal meines Verstandes. Dieser Aha-Moment folgte auf einen lebenslangen Kampf um die Kontrolle über die Realität in meinem Kopf.

An jenem Tag im Park entdeckte ich eine neue Linse, durch die ich auf mein Leben blicken konnte, und damit eine ganz neue Identität. Zuvor hatte mein einziger Weg, das Leben zu erfahren, über meine Gedanken geführt, *als* Denkende. Es gab keine Zeug:innen, kein *Ich* außer diejenige, die dachte. Ich war mit den Gedanken verschmolzen, die in meinem Kopf aufkamen.

Wie die meisten anderen Menschen auch hatte ich mein Leben lang darauf vertraut, dass ich mich mithilfe meiner Gedanken zu Glück und innerem Frieden vorarbeiten könnte, dass mehr und gründlicheres Nachdenken die Lösung für alle Schwierigkeiten wäre, die das Leben parat hielt. Ich hatte geglaubt, wenn ich nur hart genug arbeitete, mich durch genug mentale Turnübungen schlug, könnte ich dahinterkommen, was genau in meiner Welt hakte. Und wenn ich erst einmal dahintergekommen wäre, könnte ich es in Ordnung bringen.

Normal, aber nicht okay

Als Psychotherapeutin höre ich seit über 25 Jahren dabei zu, wie Leute von ihrem Leben erzählen. Durch meine Praxistür kam schon jede erdenkliche Problematik, Situation, Vorgeschichte und Persönlichkeit. Während unsere konkreten Probleme und Lebensumstände verschiedene Formen und Intensitäten annehmen, ist die Wurzel all unserer Schwierigkeiten tatsächlich oft ein einziges, universelles Problem. In unserem Stress, unseren Sorgen und unserer chronischen Unzufriedenheit steckt ein gemeinsamer Kern: In welcher Beziehung wir zu unseren Gedanken stehen. Diese Beziehung verursacht unser Leid.

Jane ist unzufrieden mit ihrer Ehe. Sie verbringt ihre Tage und Nächte (und ihre Sitzungen mit mir) damit, darüber nachzudenken, was mit ihrem Mann nicht stimmt und warum er so unleidlich ist. Wie besessen legt sie die Gründe für ihre Wut dar, rechtfertigt ihre Gefühle; sie findet Erklärungen für alles – für sich selbst und jeden, der zuhört. Wenn sie sich nicht mit ihrem Groll herumplagt, lenkt Jane den Fokus immer wieder auf ihre eigenen Schwächen: Sie wirft sich vor, die ungesunde Ehe aufrechtzuerhalten und nicht feministisch genug zu sein, um sie zu beenden. – Sie steckt in einer Dauerschleife negativer Gedanken fest. Sie geht zur Arbeit, kümmert sich um ihre Familie und erscheint nach außen hin gesund, wie jemand mit einem angenehmen Leben. Auch erlebt sie Momente der Freude. Innerlich fühlt sie sich jedoch nervös, aufgebracht und wie eine Geisel ihrer eigenen Gedanken.

Alison ist eine frischgebackene Mutter, die gerade erst wieder zurück auf der Arbeit ist. Jeden Augenblick, den sie nicht bei ihrem Sohn ist, denkt sie über die Tausende von schrecklichen Dingen nach, die ihrem Kind zustoßen könnten: Terroranschläge, plötzlicher Kindstod, sich an einem Bonbon verschlucken und so weiter. Manchmal ruft sie mich an, wenn ihre Gedanken zu Panik werden. Wenn ihr Kopf gerade einmal keine tödlichen Szenarios heraufbeschwört, wendet sie sich der Vorstellung zu, wie völlig am Boden zerstört sie wäre, wenn so ein schreckliches Ereignis wirklich passierte – und dass sie das nicht überleben würde. Wenn sie es schafft, ihre Aufmerksamkeit von diesen Horrorvorstellungen zu lösen, denkt sie darüber nach, wie verachtenswert sie sich als arbeitende Mutter findet, wie verärgert sie über ihren Mann ist, weil er nicht genug Geld verdient, damit sie zu Hause bleiben kann, und hat unzählige weitere verbitterte Gedanken. Sie hängt sich exzessiv und obsessiv an genau den Dingen auf, die sie quälen und ihr Angst machen.

Sehen wir uns noch Ken an, der dachte, er würde Chef der Firma werden, für die er arbeitete. Ganz unerwartet wurde er allerdings entlassen und hat nun schon fast ein Jahr lang keine Arbeit mehr. Seit seiner Kündigung überlegt Ken ständig, was er falsch gemacht haben könnte, geht die möglichen Fehltritte auf seinem Weg immer wieder durch (bis hin zu den Fotos, die auf seinem Schreibtisch standen). Jede Woche fragt er mich, warum er meiner Ansicht nach gefeuert wurde. Wenn er nicht über seine Fehler im Beruf nachgrübelt, denkt er über persönliche Schwächen nach, besonders darüber, wie lächerlich und verblendet seine Annahme war, er könnte jemand Wichtiges werden. Kens Gedanken, wie die vieler anderer Menschen, erinnern ihn Tag für Tag an das, was er nicht ist.

Diese Personen erscheinen vielleicht wie Extrembeispiele für exzessives Denken oder, wie wir es manchmal nennen, *Overthinking*, aber tatsächlich stehen sie ziemlich typisch für die Realität, die viele Leute tagtäglich erleben. Wir denken auf exzessive und unerbittliche Weise, und dabei nicht gerade an Einhörner und Regenbögen, sondern grübeln über die Dinge, wegen derer wir uns besonders elend fühlen. Wir spüren einen Zwang, genau an das zu denken, was am meisten wehtut, und somit leiden wir. Wenn auch Ihre Gedanken immer weiter kreisen, selbst wenn Sie sie stoppen wollen, sind Sie damit nicht allein.

Wie jede andere Sucht

Es mag respektlos oder gar absurd klingen, etwas so vollkommen Natürliches, Produktives und Wichtiges wie das Denken mit etwas so Gefährlichem, Destruktivem und außer Kontrolle Geratenem wie einer Suchtkrankheit zu vergleichen. Als eine Freundin das Thema dieses Buches hörte, sagte sie zu mir: „Denken ist doch nicht wie Drogenkonsum oder Alkoholabhängigkeit. Menschen denken. Das macht uns aus!" Denken ist unbestreitbar nützlich, notwendig, kreativ und wunderbar. Es unterscheidet Menschen von anderen Spezies. Unsere Denkfähigkeit ist etwas Gutes. Sie ermöglicht uns Erfindungen, Vorstellungskraft, Problemlösungen und Organisation, ganz zu schweigen vom Zusammenstellen einer Einkaufsliste. Ich schlage also nicht vor, dass wir das Denken aufgeben; das könnten wir auch gar nicht, selbst wenn wir es versuchten. Dies ist kein Anti-Denk-Buch oder eine Anleitung für ein Leben nach einer Lobotomie[1]. Ganz im Gegenteil, ich bin ausgesprochen froh darüber, jetzt gerade denken zu können, während ich diese Worte schreibe.

Das Denken selbst als natürliche Fähigkeit des Kopfes verursacht kein Leid. Gedanken sind nicht von sich aus problematisch. Problematisch ist unsere Annahme, dass über Gedanken nachgedacht werden muss. Was uns leiden lässt, ist die Identifikation mit Gedanken – der Glaube, dass wir unsere Gedanken *sind*. Darin besteht das eigentliche Problem, genau deshalb fällt es uns so schwer, uns aus unseren Gedanken zu entwirren und Freiheit im eigenen Kopf zu erlangen – und im eigenen Leben.

---

1 „[Die] Durchtrennung von Faserverbindungen [d.h. Nervenbahnen] zwischen verschiedenen, innerhalb einer Hemisphäre gelegenen Hirnregionen; vor allem Durchtrennung zwischen Frontallappen und limbischem System (Psychochirurgie). Die Technik wird heute selten angewandt, spielte in den 1940er und 50er Jahren aber eine größere Rolle". Quelle: „Lobotomie". (2000). In: *Lexikon der Neurowissenschaft* [Website]. Heidelberg: Spektrum Akademischer Verlag. Link: ↗ https://www.spektrum.de/lexikon/neurowissenschaft/lobotomie/7169 (letzter Aufruf am: 15.02.2022).

Sind Sie süchtig?

Wenn Sie andere ganz beiläufig fragen, ob sie abhängig vom Denken sind, werden sie Ja sagen. Aber wenn Sie fragen, ob denken ihrer Meinung nach eine Sucht ist, werden dieselben Leute stutzen und verneinen. Wenn wir nicht zu viel darüber nachdenken und aus dem Bauch heraus antworten, lautet unsere Antwort ganz anders, als wenn wir dem Kopf die Frage stellen, dessen Aufgabe es ja immerhin auch ist, Gedanken zu produzieren!

Fällt es Ihnen schwer, nicht mehr über bestimmte Dinge nachzudenken, selbst wenn Sie unbedingt aufhören wollen, darüber nachzudenken? Haben Sie das Gefühl, Ihre Gedanken kontrollieren Ihre Aufmerksamkeit und Stimmung? Dann sind Sie vermutlich denksüchtig; was bedeutet, dass Sie normal sind. Und ja, Sie *können* nach etwas süchtig sein, das natürlich und gut für Sie ist. Sie *können* nach einer Tätigkeit süchtig sein, die Sie gerne ausführen und von der Sie profitieren. Sie *können* nach etwas süchtig sein, ohne das Sie nicht leben können. Ihre Denksucht kostet Sie zwar nicht den Job oder bringt Sie in die Entzugsklinik, doch Ihr Verhalten gleicht trotzdem dem anderer Süchtiger, und das Ergebnis ist ähnlich weitreichend, zerstörerisch und schmerzhaft.

Lassen Sie uns zunächst einmal einen Blick auf die verschiedenen Aspekte einer Sucht werfen, wie sie im DSM-5[2] (*Diagnostic and Statistical Manual of Mental Disorders,* dem US-amerikanischen Klassifikationssystem psychischer Störungen) der Amerikanischen Psychiatrischen Gesellschaft (APA) beschrieben werden – einer Art Bibel der Psychologie –, und sie auf das Denken als Sucht anwenden. Fragen Sie sich:

- Hat Denken manchmal einen negativen Effekt auf mein allgemeines Wohlbefinden?
- Hat Nachdenken bei mir schon einmal für Probleme in Beziehungen gesorgt?
- Hat Denken schon einmal dazu geführt, dass ich Aufgaben bei der Arbeit oder zu Hause vernachlässigt habe?
- Wenn mir auffällt, dass ich in letzter Zeit nicht viel nachgedacht habe, kommt es dann zu Angstgefühlen, Nervosität oder einem plötzlichen Übermaß des Nachdenkens?
- Stelle ich fest, dass ich öfter und für längere Zeit am Stück nachdenke?
- Habe ich bereits versucht, weniger zu denken, es aber nicht geschafft?
- Verbringe ich viel Zeit damit, nachzudenken?
- Hat mein Denken zu körperlichen oder geistigen Gesundheitsproblemen, Ängsten oder Depression geführt?

---

2 American Psychiatric Association. (2013). *Diagnostic and Statistical Manual of Mental Disorders.* 5. Ausgabe. Washington, DC: American Psychiatric Publishing.

- Habe ich Aktivitäten, die mir einmal Freude bereitet haben, eingeschränkt oder komplett damit aufgehört, um mehr Zeit zum Denken zu haben?
- Freue ich mich darauf oder sehne ich mich danach, nachzudenken?

Wenn es Ihnen wie den meisten Menschen geht, haben Sie sechs oder sieben dieser Fragen mit Ja beantwortet. Ausnahmslos jede Person, die ich je befragt habe, gab an, das Denken schaffe auf die eine oder andere Weise Probleme in ihrem Leben und bringe ihre generelles Wohlbefinden aus dem Gleichgewicht. Ob es nun an zu viel Nachdenken allgemein liegt oder an dem konkreten Inhalt unserer Gedanken, übermäßiges Denken führt zu Problemen in unseren Beziehungen, bei der Arbeit, im Bereich der Gesundheit, Lebensqualität und allgemeinem Wohlbefinden. Denken ist wie jede andere Sucht, mit Ausnahme der Tatsache, dass wir es nicht als Sucht ansehen. – Und der Tatsache, dass zwischen unseren Alkohol-, Drogen- oder Essensexzessen Pausen liegen, beim Denken aber nicht. Wir verschreiben uns dem Denken ununterbrochen, von der Wiege bis ins Grab.

Erstaunlicherweise können wir noch so sehr unter dem Denken leiden, wir bleiben trotzdem mit dem unerschütterlichen Glauben dabei, es werde uns die Lösung liefern, was immer uns auch plagen mag. Wir machen so weiter, wie wir es stets getan haben, trotz unbestreitbaren Beweisen dafür, dass ein Großteil unseres Denkens nicht produktiv ist, sondern uns nur noch nervöser, gestresster und unglücklicher macht. Wir setzen fort, was uns schadet, und hoffen gleichzeitig auf ein anderes Ergebnis, glauben sogar an eines. Wir tun, was wir immer getan haben, und erhalten daraus, was wir immer erhalten haben.

Wo ist denn nur der Aus-Knopf?

Es gibt keinen Aus-Knopf. So beschreiben viele ihr Verhältnis zur Denksucht. Sobald wir einmal anfangen, über ein Problem oder eine Situation nachzudenken, sind wir nicht mehr in der Lage, uns wieder davon zu lösen. Wir verlaufen uns im Labyrinth, obwohl wir gar nicht hineinwollen, obwohl uns bewusst ist, dass das Denken selbst uns unglücklich macht. Meine Klientin Jane hat es einmal so beschrieben: „Manchmal frage ich mich wirklich, *während* ich nachdenke: ‚Warum denke ich immer noch darüber nach? Ich will damit aufhören. Warum kann ich nicht aufhören?‘ Aber ich mache einfach weiter.“

Es kann überraschend schwer sein, unsere Aufmerksamkeit von negativen Denkschleifen wegzulenken. Wir *kleben* körperlich, geistig und emotional daran – und sträuben uns gegen die Vorstellung, unsere Gedanken loszulassen, egal, wie viel

Schmerz sie uns bereiten oder wie sehr wir es hassen, sie zu denken. Wir stehen gleichzeitig mit unseren Gedanken und uns selbst auf Kriegsfuß. Die zwanghaften Gedanken fühlen sich furchtbar an, aber wenn wir es wagen, unsere Aufmerksamkeit davon abzuwenden, erleben wir eine heftige Gegenreaktion, die sich fast noch schlimmer anfühlen kann als die Gedanken selbst. Wenn es auch seltsam klingt, scheint es so, als würden wir die negativen Gedanken auf einer gewissen Ebene sogar genießen, davon profitieren oder uns dadurch bekräftigt fühlen. Ganz sicher jedenfalls hängen wir daran und sind nicht bereit, sie loszulassen.

Normalerweise denken wir dann immer weiter nach, bis wir gezwungen sind, unsere Aufmerksamkeit etwas anderem zuzuwenden, das nicht warten kann – einem schreienden Kind oder überkochenden Topf zum Beispiel–, oder bis wir das Bewusstsein verlieren – entweder durch Schlaf oder durch Selbstmedikation, was heutzutage leider ein Mittel ist, zu dem viele Menschen greifen. Um das nicht aufhörende Gedankenkreisen in unserem Kopf zum Stillstand zu bringen, meinen wir unsere Gedanken betäuben zu müssen und uns selbst gleich mit. Wir benutzen extern zugeführte Substanzen, um unsere Sucht nach der einen übermächtigen Substanz namens Denken zu lindern.

Und doch wird das Wort „süchtig" auch falsch benutzt, falsch verstanden und viel zu leicht hin- und umhergeworfen. Uns als süchtig nach einem Verhalten zu bezeichnen, das wir unserer Ansicht nach übertreiben oder übermäßig genießen, ist zum Trend geworden: *Ich bin süchtig nach Gummibärchen. Ich bin netflixsüchtig. Mein Spinning-Kurs macht süchtig.* Wirkliche Sucht hat jedoch nichts Leichtes oder Angenehmes an sich. Ich gebrauche die Metapher der Sucht nicht ohne tiefsten Respekt vor ihrer Wirklichkeit. Unser Denken kann uns tatsächlich auf seinen eigenen Pfad der Selbstzerstörung führen, eine Zerstörung, die wir ganz für uns allein erleben, innerhalb unseres eigenen Kopfes, und manchmal ohne jene greifbaren, unübersehbaren Konsequenzen, die uns dazu bringen könnten, Hilfe zu suchen.

Wer hat das Sagen?

Über eins müssen wir uns im Klaren sein: *Wann* uns Gedanken kommen und *wovon* sie handeln, liegt nicht in unserer Hand. Der Kopf produziert Gedanken, wie das Herz Blut pumpt oder die Bauchspeicheldrüse Insulin bildet. Das tut der Kopf nun mal – es ist seine Aufgabe. Gedanken formen sich auf rätselhafte Weise in den tiefsten Winkeln unseres Bewusstseins und scheinen völlig aus dem Nichts zu kommen. Und ganz bestimmt bitten sie nicht um Erlaubnis, bevor sie an die Oberfläche kommen. Sie sind wie Eindringlinge, die uns immer wieder wahllos durch den Kopf schießen, ohne je eine Sicherheitskontrolle durchlaufen zu haben. Und eigentlich wäre der Umgang mit solchen Eindringlingen schon Herausforderung genug, doch wenn wir diesen Umstand auch noch durch den Glauben verstärken, uns mit jedem einzelnen unerbetenen Gedanken beschäftigen und uns einen Reim auf ihn machen zu müssen, halsen wir uns eine noch viel größere Herausforderung auf. Wir verlieren die Macht über unsere eigene Aufmerksamkeit. Solange sie zwischen Gedanken hin und her springt, die wir nicht selbst gewählt haben, bleiben wir in unseren eigenen Leben Passagiere statt Piloten. Solange unsere Aufmerksamkeit außerhalb unserer Kontrolle liegt, stecken wir im Gedankenkarussell fest, und dann liegt letztlich auch unser Leben außerhalb unserer Kontrolle.

Es macht doch Spaß

Neulich fragte ich einen Suchtkranken, wovor er am meisten Angst hätte, wenn er seine Droge – in seinem Fall Alkohol – aufgeben würde. Ohne einen Moment zu zögern antwortete er, wenn er aufhöre zu trinken, hätte er keinen Spaß mehr, würde nie mehr Sex haben, nie mehr mit Freunden ausgehen, nie mehr das Leben genießen. Sein Leben wäre ganz und gar mittelmäßig, freudlos. Sich etwas zu gönnen, so sah er es, sei der Schlüssel zu einem aufregenden Leben, das tatsächlich *stattfinde*. Die Vorstellung eines Lebens mit weniger Denken wird als vergleichbar leer oder langweilig angesehen. Eine Klientin beschrieb es als ein „Leben ohne Würze, fade, dumpf … nur Leere“. Eine andere fragte: „Wenn wir nicht denken, wozu leben wir dann überhaupt noch?“ In unserer Position als Denksüchtige können wir uns nicht vorstellen, was das Leben noch interessant macht, wenn wir unsere Geschichten mit all ihren Wendungen verlieren, all die vielen anregenden Nebenprodukte unserer Gedanken.

Als ich Leuten erzählte, dass ich ein Buch über unsere allseits geteilte Abhängigkeit vom Denken schrieb, schlug mir oft Empörung entgegen: „Das ist doch lächerlich … Wie sollten wir denn noch irgendwas geregelt kriegen, wenn wir nicht mehr denken würden?“ – „Gar nichts geht ohne denken!“ Oder, wie ein Freund zurückgab: „Also soll ich mich für den Rest meines Lebens vor eine weiße Wand setzen und *Om* summen? Das Leben ist kurz … Ich will daran teilnehmen!“ Ihre Reaktionen unterstellen, dass wir ohne konstantes Denken in eine Art vegetativen Zustand verfallen und nicht mehr in der Lage sind, aktiv zu werden oder *irgendetwas* zu tun. Als hingen alle Ereignisse des Lebens von unserem Denken ab.

Dieses Thema zu erforschen hat mir gezeigt, wie provokant und unliebsam es in unserer Gesellschaft klingt, die Richtigkeit unserer Gedanken anzuzweifeln und uns von ihnen abzugrenzen, *zu desidentifizieren*. Das Denken als etwas zu betrachten, was wir tun, statt als etwas, was wir sind, erscheint uns offenbar bedrohlich. *Nicht* zu denken bedeutet so etwas wie den Tod. Die Komplexität unseres Denkens lässt uns unser Verhältnis dazu blindwütig verteidigen. Zu diesem Zweck greifen die meisten von uns auf eine Reihe ausgeklügelter, tief sitzender Überzeugungen zurück, warum wir unsere Liebesbeziehung mit unseren Gedanken nie aufgeben sollten oder werden, auch wenn die Beweislage nahelegt, dass das Denken uns schadet.

Allerdings trifft uns nicht die Schuld an der Beziehung zu unseren Gedanken. Wir stehen so zu ihnen, wie man es uns beigebracht hat, sehen sie als zutiefst bedeutsame Stücke Weisheit, die unsere gebannte Aufmerksamkeit verdienen und fordern. Wir werfen uns all unseren Gedanken zu Füßen, als lieferten sie jederzeit die Antworten auf all unsere Fragen.

Gesund werden

Warum gibt es so viele Bücher über das Denken? Negative Gedanken, übertriebenes Nachdenken, *Binge Thinking* und diverse andere Arten des Denkens, die für Stress und Unzufriedenheit sorgen und uns ein Gefühl der Machtlosigkeit geben. Warum gibt es immer wieder neue Theorien und Lösungsansätze für unsere Denksucht? Und davon abgesehen, warum ist Denken immer noch so ein seuchenhaftes Problem?

Die meisten von uns glauben, wenn wir nur unsere schlechten Gedanken durch gute ersetzen können, genug Dankbarkeitslisten schreiben, genug Affirmationen wiederholen, dann macht uns das glücklich. Die meisten von uns glauben, es ist unsere eigene Schuld, dass unser Kopf uns so sehr überwältigt. Offenbar arbeiten wir nicht richtig oder nicht genug an uns. Aber in Wahrheit ist es nicht unsere Schuld. Wir überwinden unsere Denksucht nicht mit den Strategien, zu denen Selbsthilfeliteratur meist rät. Wir müssen unsere Gedanken nicht mögen, um uns zu befreien. Selbsthilfe löst das falsche Problem.

Wenn wir uns von exzessivem Denken lösen, geht es *nicht* darum, Gedanken aufzuhalten oder Denkfreiheit im Sinne eines Nie-mehr-denken-Müssens anzustreben. Ebenso wenig geht es darum, den *Inhalt* unserer Gedanken zu verändern, sie vom Negativen ins Positive umzukehren. Das kann zwar hilfreich sein, ist aber nicht die Lösung. Gesund werden wir, wenn wir die Art und Weise verändern, wie wir mit unseren Gedanken umgehen; den Wert, den wir ihnen zuschreiben, den Glauben, den wir ihnen schenken, und die Bindung, die wir zu ihnen haben – egal, welche Inhalte oder Botschaften sie uns vermitteln. Gesund werden wir, wenn wir uns nicht mehr den Gedanken und ihren Inhalten verschreiben, sondern derjenigen Person, mit der oder zu der die Gedanken sprechen. Darüber lernen Sie auf den folgenden Seiten mehr.

Dieses Buch soll Ihnen dabei helfen, einen sicheren Hafen zu errichten, einen Zufluchtsort in Ihrem Innern, von dem aus Sie die Gedanken bewusst und fokussiert betrachten sowie mit ihnen interagieren können. Meine Hoffnung besteht darin, dass Sie mithilfe dieser neuen Einstellung in der Lage sind, eine bewusstere und bedachtere Beziehung zu Ihren Gedanken zu pflegen. Damit Sie zufrieden sein können, unabhängig davon, was der zickende Computer in Ihrem Kopf schon wieder ausspuckt. Dieses Buch soll Ihnen zeigen, wie Sie sich von dem Zwang befreien können, jeden Gedanken als Anlass zum Denken zu nehmen, wie Sie damit aufhören können, immerzu vor dem Altar Ihres Kopfes auf die Knie zu fallen. Mein Ziel ist nicht, Ihnen zu Freiheit *von* Gedanken zu verhelfen, sondern zu Freiheit *mit* Gedanken. Gedanken gehen nirgendwohin; sie werden nicht verschwinden. (Und das würden wir auch nicht wollen.) Meine Absicht ist es, einen Weg zu Freiheit und Autonomie aufzuzeigen … *während* Ihre Gedanken wild kreisen. Und vor allem, Sie zu dem Frieden und Wohlbefinden zu leiten, die sich bereits in Ihnen befinden, jederzeit – unterhalb der Gedanken und des Denkens selbst.

Um Ihre Denksucht zu überwinden, müssen Sie sich von der Liebe zu dem endlosen Material lösen, das Ihr Kopf ohne Ihre Zustimmung hervorpumpt. Zu diesem Prozess gehört die Bereitschaft, die tatsächlichen Auswirkungen Ihres exzessiven Denkens anzuerkennen – das Leid, das Sie sich selbst antun. Und wie die Entscheidungen, die Sie beim Denken treffen – oder eben nicht treffen –, Ihre Lebensqualität beeinflussen. Die gute Nachricht ist, dass sich Ihre Gedanken kein bisschen verändern müssen, damit Sie davon befreit werden können, oder besser: damit Sie sich selbst davon befreien können.

Ein gutes Leben

Obwohl unser Bildungssystem hoch entwickelt ist, lernen wir in der Schule komischerweise nichts über die wichtigste Fähigkeit überhaupt: wie wir unser Wohlbefinden auf einem gesunden Level halten können. Um uns ein gutes Leben zu schaffen und es aufrechtzuerhalten, müssen wir eine bewusste und konstruktive Beziehung mit unseren Gedanken pflegen – eine Beziehung, die uns die Gelegenheit bietet, die großartigen Vorzüge des Denkens auszukosten, die es dem Denken aber nicht erlaubt, unser Leben zu übernehmen oder darin Chaos und Verwüstung anzurichten. Was unsere Aufmerksamkeit angeht und worauf wir sie richten, sollten wir uns dessen bewusst werden, dass wir sehr viel mehr Wahlmöglichkeiten haben, als wir meinen. Wir sind nicht komplett machtlos in der Frage, mit welchen Gedanken wir auf Spritztour gehen. Wir sind den Gedanken, die uns unser Kopf entgegenschmettert, nicht hilflos ausgeliefert, und genau das will unser Kopf uns nicht wissen lassen.

Ein Glas Wein kann angenehme Entspannung am Ende eines langen Tages sein, doch ebenso ein Mittel, um dem Leben zu entfliehen, dem Hier und Jetzt aus dem Weg zu gehen, sich selbst Schaden zuzufügen, einer Sucht nachzugehen oder weitere destruktive Zwecke zu erfüllen. Dasselbe gilt für unser Denken. Denken ohne bewusste Wahrnehmung, Urteilsvermögen und Disziplin heißt, Kontrolle über unser Leben abzugeben. Wir geben unsere Aufmerksamkeit auf und damit auch die Macht, über unseren Gemüts- und Daseinszustand zu entscheiden.

Im Laufe dieses Buchs werde ich die unterschwelligen und auch die nicht ganz so unterschwelligen Folgen exzessiven Denkens darlegen, die Sie – da Sie alt genug sind, um dieses Buch zu lesen – wahrscheinlich auch schon am eigenen Leib erlebt haben. Ich werde die unendlich verzwickte Verflechtung aufdröseln, die uns das Denken vorhält – was es mit uns anstellt, wenn wir ihm die Kontrolle überlassen, und was wir dagegen tun können. Aber am wichtigsten: Ich werde Ihnen das nötige Werkzeug an die Hand geben, mit dem Sie eine neue und selbstständige Beziehung zu Ihren Gedanken aufbauen können; eine Beziehung, bei der *Sie* am Steuer sitzen und nicht Ihre Gedanken. Auf diese Weise kann ich Ihnen hoffentlich zu Freiheit von Ihrer Denksucht verhelfen sowie zu Erleichterung, wenn Sie dem wahren Grund Ihrer chronischen Unzufriedenheit auf die Spur kommen. Auf den folgenden Seiten möchte ich Sie gerne in ein Leben einladen, in dem Gedanken keine Kontrolle über Ihre kostbarste Trumpfkarte haben: Ihre Aufmerksamkeit. Und außerdem in ein Leben, in dem Ihre Gedanken nicht gleichbedeutend mit der Wahrheit sind und ganz bestimmt nicht gleichbedeutend damit, wer Sie sind.

Eine neue Art zu leben

Wir leben in einer Gesellschaft, die sofortige Antworten verlangt und praktische Strategien für die Herausforderungen des Lebens erwartet. Wir möchten unser Leid lindern – verständlicherweise. Und in der Tat enthält dieses Buch auch Übungen, die Ihnen dabei helfen, sich von dem nicht enden wollenden Gedankenkreisen zu befreien, das letztlich dieses Leid verursacht. Aber leider können Sie sich nicht einfach aus Ihrem Gedankenkarussell herausdenken, andernfalls wären Sie die Sucht schon vor Jahren losgeworden, und Ihr Leben sähe jetzt deutlich anders aus. Denn: Sich aus exzessivem Denken herausdenken zu wollen ist ein Rezept für noch mehr Denken.

Die beste Art, Ihr Leben zu verändern, ist, sich selbst zu verändern. Wenn Ihre Augen sich verändern, ändert sich auch, was Sie damit sehen. Die Beobachtung wird von der beobachtenden Person geformt. Wenn Sie sich also in Ihrer Beziehung zu den Gedanken verlagern, tut das auch die Art und Weise, wie Sie die Welt erleben.

Lassen Sie die Worte auf dieser Seite einwirken, nehmen Sie ihre Bedeutung mit Körper und Herzen auf, nicht bloß mit dem Kopf. – Auch wenn es sich dabei um eine seltsame Aufforderung von mir handelt: über das Denken nachdenken und zugleich diese Worte durch einen anderen Zugang wahrnehmen als durch das Denken.

Ich bitte Sie, ein Urteil noch zurückzuhalten und dem Drang zu widerstehen, zu viel darüber nachzudenken, wie man *nicht* denkt oder mehr daran denkt, weniger zu denken. Versuchen Sie, die Reise, auf die Sie sich mit diesem Buch begeben, auf neue Weise zu begehen und sich einfach erst einmal berieseln zu lassen. So merkwürdig das alles klingen mag, versuchen Sie, nicht sofort alles durchschauen zu wollen. Ihr eigener Pfad Richtung Freiheit wird sich herausbilden. Haben Sie zunächst einmal Vertrauen, dass sich Ihre Sicht auf Ihre Gedanken wirklich verändern kann, Sie sich in der Beziehung zu Ihren Gedanken wirklich umpositionieren können, Ihre Gedanken wirklich *Gedanken ohne Denker*[3] werden können.

Meine Hoffnung besteht darin, dass dieses Buch Ihnen eine Hilfe ist, egal, wo Sie im Leben gerade stehen – ob Sie noch nie meditiert haben oder sich schon seit Jahrzehnten in Achtsamkeit üben. Eine noch größere Hilfe wird es sein, wenn Sie den Mut haben, beim Lesen auf Ihr eigenes Erleben zu horchen. Und die größte Hilfe wird dieses Buch sein, wenn Sie bereit sind, die Frage nach seiner Nützlichkeit nicht zu zerdenken.

Da Sie es ausgesucht haben, möchte wahrscheinlich zumindest ein Teil von Ihnen weniger herumgrübeln, mit dem Schwarzmalen aufhören, Ihre Gedanken ausschalten, wenn Sie sie ausschalten wollen, mehr Entscheidungsfreiheit dabei bekommen, worüber Sie nachdenken, weniger Lärm im Kopf hören, sich weniger angespannt fühlen, mehr Frieden finden oder vielleicht auch alles zusammen. Vielleicht sind Sie sich bereits im Klaren darüber, dass Ihre Art zu denken Sie unglücklich macht und es für eine Veränderung in Ihrem Leben eine Veränderung in Ihrem Denken braucht. Die gute Nachricht: Da haben Sie recht. Die noch bessere Nachricht: Es ist machbar. Ein Versprechen gebe ich Ihnen in diesem Buch: Wenn Sie die Beziehung zum Denken verändern, dann verändern Sie auch Ihr Leben.

---

3 Epstein, Mark. (2013). *Gedanken ohne Denker – Wechselspiel Buddhismus Psychotherapie. Mit einem Vorwort des Dalai Lama.* Aitrang: Windpferd.

1. Bewusste Wahrnehmung: Unsere Beziehung zum Denken verändern

Tara kam mit Mitte 30 zu mir. Ihren eigenen Schilderungen zufolge hatte sie die vergangenen zehn Jahre damit verbracht, ihre obsessiven und, wie sie es formulierte, unaufhaltsamen Gedanken zu bezwingen und zu unterdrücken. So lange hatte sie sich schon mit Selbsthilfe beschäftigt, ließ nichts unversucht, um ihren Kopf „zum Schweigen“ zu bringen und sich von ihm vor allem nicht mehr sagen zu lassen, sie sei nichts wert. In erster Linie hatte sie Methoden des positiven Denkens ausprobiert, Affirmationen und Dankbarkeitsübungen. Sie hatte hart daran gearbeitet, andere Gedanken zu hören. Inzwischen war sie mit allen Selbsthilfewassern gewaschen, und doch saß sie da in meiner Praxis, rang immer noch mit dem unaufhörlichen innerlichen Geschnatter, fühlte sich hoffnungslos und geschlagen, machtlos über die eigenen Gedanken und machtlos darüber, was sie ihr antaten.

Mir sind Hunderte von Taras begegnet – Menschen, die psychologische Ratgeber und Selbsthilfestrategien enttäuscht zurückgelassen haben. Meine Praxis ist voll von Leuten, die durch Selbsthilfetechniken und deren immer neue Versprechungen auf ein neues Leben keine dauerhafte Befreiung von ihrem exzessiven Denken finden konnten. Wenn auch Sie schon alles Mögliche probiert haben, verzweifeln Sie nicht. Es ist nicht Ihre Schuld, dass Sie noch nicht gefunden haben, was Sie brauchen. Den Inhalt unserer Gedanken zu verändern ist allenfalls eine vorübergehende Lösung, ein schicker Hut auf einem ungewaschenen Kopf. Es funktioniert bis zu einem gewissen Grad, wenn gerade alles glatt läuft und in unserem Leben Angenehmes passiert. Aber wenn es hart auf hart kommt und das Leben die Samthandschuhe auszieht – was es früher oder später immer tut –, haben die positiven Gedanken keinen Bestand. Die Selbsthilfestrategien funktionieren nicht, und wir fallen auf unsere alten Glaubenssätze und Denkmuster zurück. Positives Denken kann hilfreich sein, und es fühlt sich gut an, aber es greift das wahre Problem nicht an; es ist nicht stark genug, um wirklich die Überzeugungen zu verändern, die unsere negativen Gedanken nähren. Letztlich ist es nur ein Pflaster auf einer viel tiefer liegenden und stärkeren Verletzung.

Positives Denken ist nicht bloß aufgrund seiner Unzuverlässigkeit eine dürftige Lösung. Vor allen Dingen fällt es durch, weil es sich auf das falsche Problem richtet. Wenn die Strategie lautet, negative oder unerwünschte Gedanken mit positiven zu ersetzen, verlassen wir uns auf fehlgeleitete Grundsätze und nehmen Folgendes an: Wir können und sollten in der Lage sein, unsere Gedanken zu kontrollieren; die Aussagen unserer Gedanken sind bedeutsam; unsere Gedanken haben die Macht, uns zu beherrschen; und, zum Abschluss, wir müssen unsere Gedanken unter Kontrolle bekommen, damit es uns gut gehen kann. Nichts davon stimmt. Positives Denken behauptet (fälschlicherweise), unser Wohlergehen hänge davon ab, was unsere Gedanken in jedem beliebigen Moment sagen, und somit liege der Schlüssel zu unserem Glück darin, unsere Gedanken erfolgreich zu managen. Innerhalb dieses Systems bleiben wir dem Inhalt unserer Gedanken ausgeliefert, bleiben abhängig von etwas, das außerhalb unseres Einflusses liegt. Positives Denken beteuert uns zu stärken, entkräftet uns letzten Endes aber nur.

Die Selbsthilfe verkauft eine Art kognitive Munition, ein Arsenal, mit dem wir den Krieg gegen unsere unerwünschten Gedanken gewinnen sollen. Wenn Sie aber nicht mehr von Ihren Gedanken kontrolliert werden möchten, dann müssen Sie aufhören, Ihre Gedanken kontrollieren zu wollen – hören Sie auf, sie zu bezwingen. Was uns von negativem Denken befreit, ist kein Sieg über unsere Gedanken (immer und immer wieder, jede Minute aufs Neue, Tag für Tag, jahrelang), sondern uns stattdessen vollständig aus diesem Krieg zurückzuziehen.

Rückzug für den Seelenfrieden

Wie aber geben wir den Kampf auf? Mit welcher Strategie beenden wir die Schlacht? Der Prozess, den ich hier vorschlage, beginnt mit einem radikalen Perspektivwechsel. Das System hinter positivem Denken folgt der Annahme, uns könne es nur gut gehen, wenn unsere Gedanken auch gut sind – nach unserem Geschmack. Das bedeutet, wir hängen von unseren Gedanken ab. Im Grunde genommen bedeutet das, wir *sind* unsere Gedanken. Aber was, wenn das gar nicht wahr ist? Aus der Schlacht mit Ihrem Denken auszusteigen fängt damit an, Ihr Wohlbefinden nicht mehr davon abhängig zu machen, ob Sie Ihre Gedanken korrigieren oder austauschen. Und genauso wenig davon, ob Sie Ihre Gedanken mögen oder ihnen auch nur zustimmen.

Haben Sie das schon einmal bemerkt? Wenn gerade einmal kein Gedanke da ist, wenn auch nur einen kleinen Augenblick lang, dann sind Sie trotzdem noch da, noch wach, noch bei Bewusstsein. Wir bleiben bestehen, mit oder ohne Gedanken, was ganz klar nahelegt, dass wir nicht aus Gedanken bestehen. Wie könnten wir noch da sein, wenn das fehlt, was wir sind? Wie Sie im Verlauf der Übungen in diesem Buch noch mehrfach feststellen werden, können wir manchmal förmlich zusehen, wie unsere Gedanken sich abspielen, wie sie aufkommen und sogar, wie sie wieder vergehen. Die Tatsache, dass wir unseren Gedanken zuschauen und das hören können, was sie sagen, bestätigt uns ebenfalls: Wir können nicht unsere Gedanken *sein*.

Wir können nicht das sein, was wir vor uns geschehen sehen. Wohlbefinden hängt von unserer Erkenntnis ab, dass wir *nicht* unsere Gedanken sind und unsere Gedanken *nicht* wir.

Fragen Sie sich: *Was, wenn ich nicht meine Gedanken bin? Was, wenn ich das bin, was die Gedanken hört und sieht, das Bewusstsein, in dem Gedanken auftauchen?*

Lassen Sie diese Möglichkeit in sich *aufkeimen*; laufen Sie ein bisschen damit umher, setzen Sie sich damit hin, duschen Sie damit, essen Sie damit... und schauen Sie, was passiert.

Gedanken erscheinen und verschwinden innerhalb unseres Bewusstseinsbereichs, allerdings sind wir nicht verantwortlich für ihren Inhalt. Gedanken können sagen, was sie wollen, und uns kann es trotzdem gut gehen. Unsere Gedanken verlieren die Kontrolle über uns, wenn wir sie in uns selbst von einem abgetrennten Bereich aus beobachten können und es nicht mehr als unsere Aufgabe ansehen, sie zu berichtigen und zu bezwingen. Freiheit gewinnen Sie durch bewusste Wahrnehmung, speziell im Bezug darauf, was in Ihrem Kopf vor sich geht, von einem Beobachtungsposten aus. Das geht damit los, die Verantwortung für das abzugeben, was Sie sehen.

Bewusstsein durch Beobachtung

Ich spreche in diesem Buch viel über Bewusstsein. Tatsächlich ist es auch der Schlüssel, mit dem wir uns von unserer Denksucht befreien. Aber mit dem Wort „Bewusstsein" werfen wir sehr viel um uns und meinen doch eigentlich unterschiedliche Dinge damit. Wir sehen bewusste Wahrnehmung auch nicht als eine Fertigkeit an, sondern als etwas, das wir einfach an uns haben, womit wir geboren werden. Bis zu einem gewissen Grad ist das auch richtig, doch im Kontext dieses Buchs bedeutet Bewusstsein etwas ganz Spezifisches und ist eine Fähigkeit, die wir entwickeln und pflegen müssen.

Bewusste Wahrnehmung, so wie ich den Begriff benutze, ist die Bildung eines inneren Zeugen, der Gedanken sehen kann, ohne sich mit ihnen zu identifizieren, mit ihnen zu verschmelzen oder in ihnen zu verschwinden. Bevor Sie irgendwelche Entscheidungen darüber treffen können, wie Sie zu Ihren Gedanken stehen und auf sie reagieren wollen, müssen Sie ein „Ich" oder eben diesen Zeugen entwickeln, der gesondert von den Gedanken existiert. Sie müssen einen Schritt zurücktreten, denn wir können unsere Beziehung zu etwas nicht ändern, solange wir es nicht als „etwas" erkennen können, mit dem wir in einer Beziehung stehen. Wie auch Eckhart Tolle erklärt: Sobald wir unsere Gedanken sehen können, sind wir nicht mehr abhängig.[4]

Gedanken sehen wie Vögel am Himmel

Wenn wir auf die Welt kommen, erfahren wir das Leben erst einmal durch unsere Sinne. Es gibt sehen, hören, schmecken, riechen und fühlen, aber noch kein *Ich,* das all das tut. Sinneseindrücke passieren einfach; unser Selbst, unsere Erfahrungen und unsere Umgebung sind alles eins. Doch wenn wir heranwachsen und beginnen, uns als unabhängige Entität zu empfinden, als ein *Ich* mit einem Namen, das im Spiegel zu sehen ist, mit *meinem* Bauch, *meinen* Süßigkeiten, *meiner* Schubkarre, *meiner* Mama und so weiter, nehmen wir uns selbst allmählich als abgetrennt von unserer Umgebung wahr. Dieses eigenständige *Ich* lernt mit der Zeit, sich auf die Dinge zu konzentrieren, die in seinem Bewusstsein auftauchen: Spielzeuge, Gegenstände, Menschen, Essen und so weiter. *Oh, schau mal das da, fass das mal an, probier das mal.* Wir zeigen auf ein Objekt, und es nimmt unsere Aufmerksamkeit ein. Doch im Laufe dessen verlieren wir das Sehen oder Wahrnehmen selbst aus dem Blick: *das Bewusstsein, das die Beziehung zu dem Objekt erst möglich macht.* Gleichsam verlieren wir den Kontakt zu dem Raum, in dem das Objekt erscheint.

Wenn Sie zum Himmel zeigen und fragen: „Was ist das?", werden die meisten Leute antworten: „Ein Vogel." – „Ein Flugzeug." – „Eine Wolke." Oder was auch immer gerade am Himmel zu sehen ist. Aber was ungesehen und nicht wahrgenommen bleibt, ist der Himmel selbst. Wir sind so sehr darauf trainiert, uns auf das auftauchende Objekt zu fokussieren, dass uns der endlose Raum entgeht, der Himmel, in dem die Vögel, Flugzeuge, Wolken und alles andere kommen und gehen. So ist es auch mit unserem Kopf. Wir nehmen nur die Gedanken wahr, aber nicht das Bewusstsein, aus dem sie aufsteigen und in das sie wieder herabsinken. Wir hören nur die Worte, wissen aber nichts über das, was die Worte hört. Um aber Ihr Denken zu verändern, müssen Sie sich über das Bewusstsein bewusst werden, das die Gedanken beherbergt wie der Himmel die Vögel.

---

4 Tolle, Eckhart. (19.02.2018). „Breaking Addiction to Negative Thinking" [Video]. Link: ↗ https://www.youtube.com/watch?v=j91ST2gtR44 (letzter Aufruf am 02.02.2022).

ÜBUNG: Die Grundlagen der bewussten Wahrnehmung

Für unsere Zwecke bedeutet bewusste Wahrnehmung, einfach zu bemerken, was passiert – das ist alles. Diese Fähigkeit können Sie schulen, indem Sie sich darin üben, die Aufmerksamkeit auf den gegenwärtigen Augenblick zu richten, gezielt und urteilsfrei. Das heißt, Sie können sich bewusster machen, was in Ihrem Kopf, Ihrem Körper, Ihrer Umgebung und allem anderen geschieht, was zum gegenwärtigen Augenblick gehört. Sie können feststellen, was da ist, ohne festzulegen, warum es da ist, ob es Ihnen gefällt oder was Sie deswegen tun sollten. Im Grunde beobachten Sie, ohne sich mit den Inhalten oder Geschichten, die auf Sie zukommen, zu beschäftigen. Wenn Sie Ihr Bewusstsein trainieren, nehmen Sie eine Haltung der Offenheit und Freundlichkeit ein; Ihr Ziel besteht darin, schlicht und einfach hinzuschauen, ohne nach etwas Bestimmtem Ausschau zu halten.

1. Stellen Sie sich vor, Sie richten in diesem Moment eine Kamera auf Ihren Kopf. Was hören und sehen Sie?
2. Betrachten Sie, was in Ihnen vorgeht. Sind da viele Gedanken oder nur ein paar hier und da? Sind es deutlich umrissene Gedanken, bei denen Sie klare Worte oder Bilder ausmachen können, oder klingen sie mehr wie ein Hintergrundrauschen?
3. Wie ist die Stimmung der Gedanken? Wie fühlen sie sich an (ohne konkret auf ihren Inhalt einzugehen)?

So seltsam es klingt, der Zweck dieser Übung liegt nicht darin, diese Fragen zu beantworten. Sie sind lediglich Anhaltspunkte, Fingerzeige, die Ihnen dabei helfen, Ihre eigenen Gedanken zu erfahren, ohne etwas an ihnen ändern zu wollen. Es geht bei diesen Erkundigungen um eins: zu lernen, innezuhalten und den Film in Ihrem Kopf anzuschauen.

Wenn wir uns in bewusster Wahrnehmung üben, was manchmal auch als „Achtsamkeit“ bezeichnet wird, kehren wir unsere Aufmerksamkeit in unser Inneres und beobachten. Wir spinnen keine Geschichte aus dem, was wir sehen, wir versuchen es nicht zu verstehen oder richtigzustellen, und versuchen nicht, daraus etwas zu gewinnen. Wir schauen einfach nur, ohne zu verändern, zu verbessern, zu managen oder zu kontrollieren, was wir sehen. Das mag recht simpel klingen, sogar lächerlich simpel, vielleicht auch sinnlos, aber es ist alles andere als leicht.

Die effektivste Art, das Bewusstsein zu schulen, ist ironischerweise auch die simpelste, fast schon zu simpel, als dass der Verstand sie verstehen oder durchhalten könnte. Sie nimmt dem Kopf gezielt sein übliches Futter aus Strategien und Ausbesserungsplänen weg, die Hausaufgaben, Listen und zu erledigenden Dinge – alles, womit der Kopf sich beschäftigt. Die Praxis bewusster Wahrnehmung findet ohne die Planungen statt, in die sich unser Kopf so gerne stürzt, und ohne die mentalen Turnübungen, an die wir gewöhnt sind. Bei so wenig Anweisungen, so wenig zu tun, wird der Kopf ganz hibbelig; er will zur Tat schreiten, Dinge bewerten, sie miteinander in Verbindung setzen und verändern. Aber wir tun unser Bestes, still zu halten und nur zuzusehen.

Bei dieser Praxis geht es um Beobachtung als Selbstzweck, darum, die Zuschauerrolle im eigenen Kopf einzunehmen. Als würden Sie eine Kamera auf Ihren Kopf richten, dann aber weggehen, während sie die Geschehnisse vor sich filmt. Die Aufnahme läuft, aber Sie stehen nicht dabei, um sie zu bewerten, zu deuten oder zu schneiden. Es ist wie bei dem französischen Dokumentarfilmstil des *Cinéma Vérité,* und das Thema des Films ist unsere Gedankenwelt.

Das ist bewusste Wahrnehmung in ihrer reinsten Form: sich Ihre Gedanken nur anzusehen, offen und wohlwollend. Wenn Sie ein Neuling bei dieser Bewusstseinspraxis sind, kommt es Ihnen aber vielleicht unmöglich vor, die Vorgänge in Ihrem Kopf nur anzuschauen und keine Pläne oder Strategien zu entwerfen, was Sie damit anfangen wollen. Das ist in Ordnung. Wenn Sie es ausprobieren und immer noch Schwierigkeiten haben, außer der Beobachtung kein Ziel zu verfolgen, geben Sie Ihrem Kopf etwas, worauf er seine Aufmerksamkeit richten kann – womit er sich beschäftigen kann, während Sie sich darin üben, *nicht* Ihre Gedanken zu sein.

ÜBUNG: Aufmerksamkeitslenkung

Bei der bewussten Wahrnehmung kann die Atmung zum Hauptfokus Ihrer Aufmerksamkeit werden, eine Art Beschäftigungstherapie für Ihren Kopf (als würden Sie einem Welpen eine Socke zum Herumkauen zuwerfen, damit er nicht mehr um Sie herumwuselt). Die Atmung bietet sich dabei nicht etwa deshalb an, weil sie irgendwelche wichtigen, geheimnisvollen Eigenschaften besitzen würde, sondern einfach, weil sie jederzeit da ist und immer als Zugang zum Hier und Jetzt zur Verfügung steht.

Die Übung geht so:

- Richten Sie Ihre Aufmerksamkeit auf Ihren Atem, ob in der Nase, der Brust, dem Bauch, wo auch immer Sie ihn am besten spüren können. (Wo das genau ist, ist hier nicht relevant.)
- Fühlen Sie dem Ein- und Ausatmen nach und den kaum merklichen Pausen dazwischen.
- Machen Sie so weiter, auch wenn Gedanken kommen und gehen und (wie verrückt) nach Ihrer Aufmerksamkeit verlangen.

Während Sie dasitzen, auf Ihren Atem achten und gleichzeitig dem Drang widerstehen, sich in den Inhalt Ihrer Gedanken hineinziehen zu lassen, entwickeln Sie ein *Ich,* das nicht aus Gedanken besteht, sondern selbst entscheiden kann, ob es sich mit Gedanken beschäftigen möchte oder nicht.

1. Schließen Sie die Augen und atmen Sie tief durch.
2. Legen Sie eine Hand auf den Bauch und atmen Sie erneut durch. Achten Sie dabei auf das Gefühl, wie Ihr Bauch sich hebt und senkt.
3. Richten Sie Ihre Aufmerksamkeit auf Ihr Inneres und achten Sie darauf, was Ihr Körper fühlt.
4. Lassen Sie Ihre Aufmerksamkeit nun auf Ihrer Atmung ruhen. Fokussieren Sie auf die Stelle, wo Sie Ihren Atem am deutlichsten spüren können.
5. Es gibt nichts zu tun, nichts zu kontrollieren oder auf irgendeine Weise zu verändern. Sie bemerken und spüren einfach nur, wie der Körper ganz von allein atmet. Halten Sie die Aufmerksamkeit auf die einzelnen Atemzüge gerichtet, einer nach dem anderen.
6. Wenn ein Sinneseindruck aufkommt, nehmen Sie das Gefühl wahr, aber halten Sie Ihre Aufmerksamkeit weiter bei Ihrer Atmung. Wenn Gedanken aufkommen, nehmen Sie sie wahr, ohne auf sie einzugehen und ohne sich selbst oder die Gedanken zu verurteilen. Halten Sie die Aufmerksamkeit auf Ihre Atmung gerichtet.
7. Wenn Sie feststellen, dass Sie zu Gedanken abgeschweift sind, nehmen Sie wahr, dass Sie abwesend waren, und lenken Ihre Aufmerksamkeit wieder auf Ihre Atmung zurück. Verurteilen Sie sich nicht dafür, gedacht zu haben; kehren Sie einfach zum nächsten Atemzug zurück.
8. Setzen Sie diese Übung zehn Minuten lang fort, wenn Sie können. Vielleicht müssen Sie Ihre Aufmerksamkeit in diesen zehn Minuten hundertmal zurück auf Ihren Atem lenken, das ist völlig normal. Wann immer Sie bemerken, dass Sie nicht präsent, sondern in Gedanken versunken waren, würdigen Sie die Tatsache, dass Sie aufgewacht und sich Ihrer eigenen Abwesenheit bewusst geworden sind.

Indem Sie bei Ihrer Atmung bleiben und aufkommende Gedanken bemerken, ohne sich mit ihnen zu beschäftigen, trainieren Sie den Bewusstseinsmuskel, entheddern sich aus dem Gedankengeflecht – desidentifizieren sich von dem, was in Ihrem Kopf umhergeht. Und mit etwas Zeit und Übung erleben Sie *sich selbst als das Bewusstsein,* an das Gedanken sich richten und in dem sie entstehen, statt als die Gedanken selbst.

Wenn Sie sich hinsetzen, um sich in Achtsamkeit zu üben, ist es nicht wichtig, was Sie bei der Beobachtung in Ihrem Kopf vorfinden, egal, wie interessant oder bahnbrechend es Ihnen vorkommt. Ein Astrophysiker erzählte einmal, dass ihm während der Meditation ein wissenschaftlicher Durchbruch in den Sinn gekommen sei; ihn traf eine Erleuchtung, die unser Verständnis des Universums verändern würde. Doch sein Achtsamkeitslehrer tat das mit einer wegwischenden Geste ab, interessierte sich kein bisschen für diese Entdeckung. Er erinnerte den Wissenschaftler daran, die Inhalte seines Kopfes nicht zu verfolgen oder zu feiern, sondern nur hinzusehen und zu bemerken, was da hinsah – das Bewusstsein.

Sie sind neugierig auf Ihr eigenes Bewusstsein – nicht auf das Material, das Sie darin entdecken. Sie bleiben in Ihrer Atmung verankert, während Sie die mentalen Bewegungen wahrnehmen. Der Zweck einer solchen Übung ist es, Ihren Kopf von einer Warte aus zu betrachten, die nicht zu Gedanken gehört. Anstatt *aus* Ihren Gedanken *heraus* zu sehen, schauen Sie Ihre Gedanken *an, aus* dem Bewusstsein *heraus,* das sie bemerkt, aber nicht *eins* mit ihnen ist.

Gewohnheiten aufbauen

Das Wichtigste an der Praxis bewusster Wahrnehmung ist, sie auch auszuführen, und das immer wieder. Wenn Sie sich wirklich aus der Gewalt Ihrer Gedanken befreien wollen, empfehle ich regelmäßiges – wenn möglich tägliches – Üben. Denken Sie daran: Genauso viele Jahre, wie Sie schon auf der Welt sind, füttern Sie auch bereits Ihre Denksucht, nehmen sich jeden Gedanken zu Herzen und glauben, dass Sie Ihre Gedanken sind. Es braucht Zeit und Übung, sich selbst und Ihre Identität von Ihren Gedanken abzulösen, den nötigen Bewusstseinsmuskel auszubilden, um einen vernünftigen Blick auf sie werfen zu können und sich doch nicht von ihnen verleiten zu lassen. Gedanken sind verführerisch, das muss man einfach anerkennen. Wir brauchen bei unserer Übung also Regelmäßigkeit und wirkliches Bemühen, um ihrer Verführung genügend Kraft und Präsenz entgegensetzen zu können.

Wenn Sie können, sollten Sie jeden Tag mindestens zehn Minuten damit verbringen, diese Art Achtsamkeit zu üben, einfach bloß darauf zu horchen, was in Ihrem Bewusstseinsbereich auftaucht – Gedanken und Sinneseindrücke. Wenn Sie 20 oder 30 Minuten schaffen, umso besser. Wenn Sie sich nur fünf Minuten am Tag freischaufeln können, üben Sie diese fünf Minuten lang. Das hier ist kein Wettbewerb, es geht nicht um alles oder nichts; jegliche Zeitspanne, die Sie der Bewusstseinspraxis widmen können, tut gut und ist nützlich eingesetzte Zeit.

Sie können auf einem Stuhl üben, auf einem Meditationskissen, einer Yogamatte oder dem Sofa. Sich aufrecht und in gerader Haltung hinzusetzen kann dabei helfen, der Übung einen Rahmen zu geben und sie zu vertiefen, aber das ist kein Muss. Es kommt darauf an, dass Sie überhaupt üben, Punkt. Sie können auch in der U-Bahn, am Schreibtisch oder im Restaurant üben, also dort, wo es Ihnen passt … der Ort spielt keine Rolle. Die Minuten, die Sie aufs Üben verwenden, müssen nicht einmal alle zusammenhängen. Wenn Sie einfach keine zehn Minuten am Stück Zeit haben (was für sich genommen schon ein Problem ist, das Sie vielleicht einmal angehen sollten), picken Sie sich ein paar Minuten hier und da heraus, in denen Sie kurz alles liegen lassen und die Bewusstseinslinse nach innen kehren. Abgesehen davon ist es auch hilfreich, das Bewusstsein ganz generell zu schulen. Behalten Sie ohne große

Formalität im Blick, was Ihre Gedanken so im Schilde führen und auf welche Weise sie Sie beeinflussen.

Wertfreies Beobachten

Bewusste Wahrnehmung kann auch durch die Praxis des wertfreien Beobachtens entwickelt werden. Unsere Gedanken bestehen aus Meinungen, Vorlieben und Abneigungen, Deutungen, Analysen und Wertungen. Beim wertfreien Beobachten hingegen erfahren wir das Leben, auch wenn wir das nur kurz und ab und zu schaffen sollten, *ohne* unserem Erleben unsere Meinungen und Wertungen aufzudrücken. Wenn das radikal klingt, dann liegt das daran, dass es genau das auch ist; es ist das genaue Gegenteil von der Art und Weise, wie die meisten von uns normalerweise leben. Wertfreies Beobachten lässt uns den gegenwärtigen Augenblick erleben, ohne ihn mit unseren Gedanken darüber zu ersetzen, was gerade passiert. Unser Erleben passiert einfach, und wir formulieren keinerlei Ansichten *darüber,* was es bedeutet und so weiter. Wir erleben es vollkommen ohne den Kommentar, der es sonst stets begleitet.

ÜBUNG: Wertfreies Beobachten

Obwohl es unvorstellbar klingen mag, ohne ständige Meinungsbildung durchs Leben zu gehen, ist es eigentlich gar nicht so schwer, den wertfreien Dreh herauszubekommen. Anfangs kann es sich allerdings noch komisch anfühlen, immerhin bilden wir uns schon ein Leben lang Meinungen und Gedanken zu ... nun ja ... allem.

1. Schließen Sie die Augen und atmen Sie einmal tief durch die Nase: Lassen Sie die Luft einmal ganz bis in den Bauch hinab strömen. Halten Sie kurz inne, dann atmen Sie ganz langsam durch den Mund aus. Halten Sie kurz inne. Wiederholen Sie das ein paarmal (oder öfter, wenn Sie möchten).
2. Horchen Sie einmal in Ihren Körper hinein und stellen Sie fest, ob Sie sich irgendwo beengt oder angespannt fühlen. Bieten Sie diesen Stellen an, sich zu entspannen, und lassen Sie los, was dort lastet. Lassen Sie sich Zeit.
3. Öffnen Sie jetzt die Augen und sehen Sie sich im Raum um. Nehmen Sie wahr, was Sie sehen, aber verzichten Sie auf den innerlichen Kommentar dazu. Benennen Sie nicht, was Sie sehen, entscheiden Sie nicht, ob es Ihnen gefällt, überlegen Sie nicht, was Sie deswegen unternehmen sollten, oder sonst etwas. *Schauen* Sie einfach nur ... Nehmen Sie auf, was sich im Raum befindet, ohne Sprache und ohne etwas darüber zu wissen.
4. Achten Sie darauf, was dieses Experiment in Ihnen hervorruft.

Das Leben fühlt sich ohne die Zusatzschicht unserer Meinungen anders an. Noch immer reichhaltig, bloß anders. Durch diese Praxis des wertfreien Beobachtens lernen wir eine Geschmacksrichtung des Lebens kennen, die sich nicht über Wertung und Kommentar definiert – man könnte sagen: die nicht durch unsere Gedanken erlebt wird. Wenn wir uns erlauben zu leben, ohne ein Narrativ darum oder eine Meinung darüber aufstellen zu müssen, was wir erleben, mildert sich unsere Denksucht auf ganz natürliche Weise. In der Folge erfahren wir tiefe Freiheit und Erleichterung.

Egal, wie Ihr Tag abläuft, Sie können jederzeit einen Moment innehalten und darauf achten, welche Art Gedanken durch Ihr Bewusstsein wandern. Sie können die ganze Zeit über ein gewisses Aufmerksamkeitslevel darauf richten, wie Ihre Gedanken auf Sie wirken. Bewusste Wahrnehmung ist mehr als etwas, das Sie tun; es ist eine Art und Weise, bei sich selbst zu sein, eine Art zu leben. Wenn Sie dieses Umschwenken Ihrer Aufmerksamkeit regelmäßig leben und üben, liefert es Ihnen tiefgreifende Ergebnisse und befreit Sie schließlich von chronischer Unzufriedenheit.

Im Laufe dieses Buches werden Ihnen eine ganze Reihe Bewusstseinsübungen begegnen, ebenso Mittel, mit denen Sie weitverbreitete Denkmuster und Problematiken freilegen. Die Grundlage aller Bewusstseinsübungen ist die Absicht, uns von unseren Gedanken zu lösen und uns als mehr als bloß Gedanken kennenzulernen. Die bewusste Wahrnehmung ist die simpelste Praxis, die uns überhaupt zur Verfügung steht, und zugleich die mächtigste. Warum also nicht gleich heute damit anfangen?

Teil I

Formen von Leid

2. „Ich versteife mich auf das, was am meisten schmerzt“

Denkschleifen und Grübeleien

Haben Sie schon einmal mitverfolgt, wie viel Sie darüber nachdenken, was schiefgelaufen ist, schiefläuft oder noch schieflaufen wird? Wenn Ihre Antwort „sehr viel“ lautet, ist das normal, auch wenn es sich weder normal noch gut anfühlt. Laut einer Studie der amerikanischen National Science Foundation haben Menschen bis zu 60.000 Gedanken am Tag.[5] Dr. Deepak Chopra schätzt die Zahl sogar noch höher – zwischen 60.000 und 80.000 pro Tag.[6] Zudem besagt die aktuelle Forschung, dass 80 Prozent dieser Gedanken negativ sind und 90 Prozent redundant; das heißt, sie erzählen uns immer wieder dasselbe.[7] Je negativer ein Gedanke, desto stärker neigen wir seltsamerweise dazu, uns damit zu beschäftigen und zu ihm zurückzukehren. Wenn man das einmal nachrechnet, kommen eine unheimliche Menge negativer, sich ständig wiederholender Gedanken zusammen.

Wenn uns ein Gedanke kommt, springen wir augenblicklich auf ihn an. Die Einladung dazu sehen wir als Befehl und gehen ohne zu zögern an Bord – egal, wohin es geht. Dabei kann das Denken uns auf so manche gefährliche Reise mitnehmen und uns durch ein paar finstere, schauderhafte Nachbarschaften unseres Kopfes führen.

Pamela wacht, in ihren eigenen Worten, jeden Morgen in „einem Hornissennest“ auf. Bevor sie auch nur den Kopf vom Kissen hebt, umschwirren sie wirbelnde Gedanken wie „giftige Wespen“ – ein nicht enden wollender Strom von Problemen, die nach einer Lösung verlangen, Dingen, die schiefgehen könnten, und Aufgaben, die erledigt werden wollen. Ihr Tag beginnt mit einer Flut von Nervosität, Grauen und einem Gefühl von Überforderung, bevor sie überhaupt aus dem Bett steigt. „Als wäre ich von einem Bienenschwarm umgeben, und die Gedanken surren überall um mich herum und in mir drin.“ Unser Kopf scheint mit einer Ladung angestauter Energie aufzuwachen, die er acht Stunden lang nicht loswerden konnte. Er kehrt in

---

5 Antanaityte, Neringa. „Mind Matters: How to Effortlessly Have More Positive Thoughts“ [Online-Artikel]. tLEX Institute. Link: ↗ https://tlexinstitute.com/how-to-effortlessly-have-more-positive-thoughts (letzter Aufruf am 02.02.2022).

6 Chopra, Deepak. (05.03.2017). „Why Meditate?“ [Online-Artikel]. Link: ↗ https://www.deepakchopra.com/articles/why-meditate (letzter Aufruf am 02.02.2022).

7 Millet, Maria. (31.03.2017). „Challenge Your Negative Thoughts“ [Online-Artikel]. Michigan State University MSU Extension. Link: ↗ https://www.canr.msu.edu/news/challenge_your_negative_thoughts (letzter Aufruf am 02.02.2022).

den wachen Zustand zurück, indem er aggressiv Gedanken produziert und wieder seinen Platz als Oberbefehlshaber beansprucht.

Die evolutionäre Funktion negativer Gedanken

Auf evolutionärer Ebene konzentrieren wir uns aus einem Überlebensinstinkt heraus auf das Negative. Wie Psychologe Dr. Rick Hanson es beschreibt, hat unsere Aufmerksamkeit eine Vorliebe dafür. Negative Informationen erzeugen mehr Hirnaktivität, *zünden* mehr als positive Informationen der gleichen Intensität. Unser Gehirn kann Negatives außerdem besser erkennen als Positives. Um uns zu beschützen, übersteigert es Bedrohungen, schätzt unser Können und unsere Stärken zu gering ein und verschleiert unsere Fähigkeit, mit Schwierigkeiten umzugehen. „Wir haben einen Klettstreifen für die negativen Erfahrungen und eine Teflonbeschichtung für die guten", sagt Hanson, sprich: Wir denken darüber nach, erinnern uns daran und finden wichtig, was in unserem Leben schiefläuft oder schlecht ist. Gleichzeitig sind wir schnell dabei, das Gute zu vergessen, außer Acht zu lassen oder abzutun.[8] Auf jeden Fall tun wir uns schwerer damit, uns von negativen Gedanken zu lösen, sobald wir einmal mit ihrem Kleber in Berührung gekommen sind. Schlechter Leim klebt in diesem Fall mehr als guter.

Das Problem verschärft sich noch dadurch, dass negative Erfahrungen mehr Raum in unserem Hirn einnehmen als positive. Dr. John Gottman, ein Beziehungsforscher, fand heraus, dass es für jede negative Interaktion eines Paares fünf positive braucht, bis dieses Paar wieder zufrieden mit sich ist. Der Einfluss des Negativen ist also fünfmal höher – in der Tat ein ungleicher Kampf.[9]

Schon seit Millionen von Jahren müssen sich Lebewesen entscheiden, ob sie lieber die Dinge verfolgen wollen, die sie gerne hätten, oder den Dingen aus dem Weg gehen, die ihnen schaden könnten – was Hanson „Karotten suchen oder Stöcken ausweichen"[10] nennt. Wenn es darum geht, nicht auszusterben, ist das Stöckenausweichen wohl die bessere Strategie. Wenn wir die Karotte heute nicht bekommen, können wir uns morgen immerhin noch mal eine suchen, wenn wir es heute aber

---

8 Hanson, Rick. (2016). *Hardwiring Happiness: The New Brain Science of Contentment, Calm, and Confidence.* New York: Harmony Books. S. 42f.

9 Benson, Kyle. (04.10.2017). „The Magic Relationship Ratio, According to Science" [Online-Artikel]. The Gottman Institute. Link: ↗ https://www.gottman.com/blog/the-magic-relationship-ratio-according-science (letzter Aufruf am 02.02.2022).

10 Hanson, Rick. (2016). *Hardwiring Happiness: The New Brain Science of Contentment, Calm, and Confidence.* New York: Harmony Books. S. 42f.

nicht schaffen, dem Stock auszuweichen, dann gibt es gar kein Morgen. Vom evolutionären Standpunkt aus ist es klüger, unsere Aufmerksamkeit wachsam auf das auszurichten, was uns das Licht auspusten könnte.

Die Gefahren der Moderne sehen anders aus

Was wir unter Gefahr verstehen, „dem Stock", hat sich seit den Anfängen unserer Spezies verändert. Heutzutage hat sich das Risiko, durch einen Stockschlag im Wald zu sterben, (größtenteils) erledigt. Wir können im Supermarkt unter 412 verschiedenen Frühstücksflocken wählen und kümmern uns weniger darum, biologisch zu überleben als psychisch. Vor dem psychischen Tod wollen wir uns nun beschützen. Unser Kopf arbeitet rund um die Uhr daran, unser Selbstwertgefühl, unser Ego, vor Verletzungen und Auslöschung zu bewahren. Jetzt, da die eigentlichen Karotten und Stöcke verschwunden sind, verlagert sich die potenzielle Bedrohung auf unsere Identität – die Geschichte, die wir uns über uns selbst erzählen. Wir halten jederzeit Ausschau und entwerfen Strategien, um in keinerlei Situation zu geraten, die unserem Selbstwert und Selbstbewusstsein schaden könnte. Zwar galt es damals im Wald bestimmt auch, so manchem Stock auszuweichen, doch in heutigen Zeiten erscheinen die möglichen Bedrohungen für unser Ego gar endlos. Folglich scheint extreme Wachsamkeit unausweichlich, um psychisch und emotional ungeschoren davonzukommen.

Ganz grundlegend gesprochen hängen wir uns an unseren negativen Gedanken auf, weil wir versuchen, die negative Erfahrung in etwas Positiveres zu verwandeln, ihr sozusagen eine neue Wendung zu verleihen. Unsere innerlichen Wiederholungen sind Versuche, eine unerwünschte Erfahrung zu einer erwünschten umzuschreiben, unseren Selbstwert und unser emotionales Gleichgewicht wiederherzustellen. Wenn wir unsere negative Situation nur besser verstehen, unser Problem klarer umreißen, uns länger damit beschäftigen, können wir es irgendwann verschwinden lassen oder uns zumindest besser fühlen. Wir halten uns an unserem Schmerz fest, um herauszufinden, wie wir ihn loswerden. Wir glauben daran, innerhalb von jeder negativen Situation eine Lösung finden zu können, und wenn wir sie nur irgendwie – durch Denken – zutage fördern, wird uns das vom Schmerz erlösen.

Das schmerzhafte Paradox der Selbstfürsorge

Uns an Leid zu klammern ist paradoxerweise ein Versuch, auf uns selbst achtzugeben. Wir sind davon überzeugt, inmitten der problematischen Schuttlawine das ersehnte Lösungskörnchen zu finden. Aber für gewöhnlich legen wir nur noch mehr Leid frei ... Wir stecken im Schutt fest und stöbern endlos nach dem unauffindbaren erlösenden Edelstein.

Genauso geben uns die permanenten Gedanken an unseren Schmerz das Gefühl, dass dieser Schmerz wichtig ist, dass wir ihn nicht grundlos fühlen, dass er nicht in Vergessenheit gerät. Wir wollen uns nicht von dem abwenden, was uns wehtut, denn das würde sich so anfühlen, als wendeten wir uns direkt von uns selbst ab. Wir bleiben bei unserem Leid und leisten ihm Gesellschaft. Wie eine Patientin, Morgan, es ausdrückte: „Es tut weh, dem Schmerz den Rücken zu kehren, noch mehr, als darüber nachzudenken oder ihn zu spüren." Wenn wir daran denken, unseren Schmerz hinter uns zu lassen, kann uns das sehr traurig machen, als würden wir damit die Entscheidung treffen, unsere Wunden zu ignorieren, die Augen vor ihrer Realität, unserer Realität, zu verschließen. Sich nicht mehr mit Gedanken zu beschäftigen scheint zu bedeuten, unserem Schmerz keine Bedeutung mehr beizumessen oder, vielleicht noch schlimmer, ihn zu leugnen.

Unsere Grübeleien schenken unserem Leid das Mitgefühl, das wir zu oft nicht von denen bekommen, von denen wir es uns am meisten wünschen – diejenigen, die wir für unseren Schmerz verantwortlich machen oder denen unser Wohlergehen am Herzen liegen sollte. Nicht mehr zu unserem Schmerz zurückzukehren kann sich so anfühlen, als marschierten wir im Leben weiter, bevor er richtig gehört, anerkannt oder gestillt wurde. So kann unsere Aufmerksamkeit (in Form von denken) wie Salbe auf unseren Wunden erscheinen.

Ich kannte Sharon schon viele Jahre, als sie ihr Kind bei einem Autounfall verlor. In den folgenden zehn Jahren sprach sie bei jedem unserer Treffen über ihr Kind und darüber, dass sie auf keinem Planeten leben konnte, auf dem es ihre Tochter nicht gab. Seit dem Unfall war ihr Schmerz unerträglich. Verständlicherweise. Einmal fragte ich sie mit aufrichtigem Mitgefühl, wer sie wäre, wenn dieser Schicksalsschlag nicht der Dreh- und Angelpunkt jedes ihrer Atemzüge wäre. Sie antwortete, dass sie niemand anders sein wolle. Sie wolle nicht nach vorne schauen. Wenn sie nicht an ihre Tochter dächte, würde ihre Tochter nicht existieren, und das könne sie nicht zulassen, das würde sie nicht überleben. Sie bestand darauf, lieber pausenlos für den Rest ihres Lebens zu leiden, als sich davon abzuwenden. Für Sharon konnte es nicht vorbeigehen. Sie ließ es niemals vorbeigehen.

Vielleicht halten Sie an Ihrem Leid fest, weil Sie nicht bereit dafür sind, die Vergangenheit ruhen zu lassen. Vielleicht können Sie noch nicht loslassen, was dieser Schmerz beherbergt, vielleicht auch nicht die Hoffnung, Ihre Vergangenheit könnte zu einer besseren werden. Wir kehren zu unseren quälenden Gedanken und Erinnerungen zurück, als kämen wir zu uns selbst nach Hause, als kehrten wir zum Kern unserer Selbsterfahrung heim. Schmerz kann eine tiefe Vertrautheit vermitteln. Er kann spiegeln, wie wir uns als Kinder in unserer Familie gefühlt haben. Auf seine spezielle Art kann er ein Trost sein – wir kennen ihn gut, er fühlt sich wie ein Zuhause an. Das Gewicht und die Tiefe der Schmerzempfindung können *verankernd* wirken, sogar beruhigend – im Gegensatz zu Glück, das sich leicht, flüchtig und losgelöst anfühlen kann, nicht verwurzelt. Für viele Menschen kann sich Schmerz tatsächlich sicherer anfühlen als Glück.

Wir können zwar anerkennen, mit unserer Fokussierung auf unseren Schmerz unser bestes Interesse im Sinn zu haben, dennoch müssen wir ebenfalls einsehen, damit faktisch nichts auszurichten. Sie müssen Ihren Wunden die nötige Beachtung schenken – diesen Schritt kann niemand überspringen –, aber Sie müssen auch erkennen, wann Sie Ihren Schmerz *genug* anerkannt und gespürt haben, ihm hinreichend lange gehuldigt haben. Sie müssen nicht *in* oder *ausgehend von* Ihrem Schmerz leben, um ihn zu kennen oder damit fertigzuwerden. Der Schmerz wird von allein zum Vorschein kommen, wenn es nötig ist. Er taucht eigenständig auf, wenn er gefühlt werden will, aber für Sie besteht keinerlei Verpflichtung, Schmerz heraufzubeschwören, wenn er nicht schon auf natürliche Weise da ist. Sie müssen den gegenwärtigen Augenblick nicht mit Leid tapezieren, um ihm die nötige Bedeutung beizumessen.

ÜBUNG: Hilft das Denken oder schadet es?

Diese Übung hilft Ihnen festzustellen, wann das Klammern an Ihren Schmerz – die Gesellschaft, die Sie Ihrem Leid leisten – keine Hilfe oder Selbstfürsorge mehr ist, wann Sie bloß zwanghaft und aus der Gewohnheit heraus Wunden wieder aufkratzen. Wir alle müssen die Entscheidung treffen, wann es *genug* ist.

1. Wenn Sie das nächste Mal in einer schmerzlichen Erinnerung oder Denkschleife feststecken, halten Sie einen Moment inne und legen Sie eine Hand aufs Herz. Spüren Sie die Gutmütigkeit dieser einfachen Geste, mit der Sie dem eigenen Herzen Raum geben. Atmen Sie tief durch.
2. Stellen Sie sich selbst – mit Offenheit anstelle eines Urteils – die Frage: *Habe ich das Leid, das diese spezielle Situation verursacht hat, ausreichend gewürdigt?* Falls nicht, nehmen Sie sich ein paar Augenblicke Zeit und bieten Sie sich selbst diese Würdigung, dieses Mitgefühl an. Erinnern Sie sich daran, dass es seine Bedeutung hat. Sprechen Sie das laut aus.

3. Fragen Sie sich dann, ob das erneute Durchgehen dieser Situation – die Geschichte noch mal zu erzählen, auf den Schmerz zurückzukommen, das Plädoyer gegen die zu führen, die Ihnen geschadet haben – Ihr Leid wirklich mildern wird. Führt es zu einer Lösung? Ändert es etwas an dem, was geschehen ist? Fühlen Sie sich danach besser? Wenn das der Fall ist, machen Sie unbedingt weiter, aber wenn nicht, geben Sie sich selbst die Erlaubnis, damit aufzuhören.

Sich von schmerzlichen Gedanken abzuwenden kann gegen die eigene Intuition gehen, sich lieblos und sogar wie eine Retraumatisierung anfühlen, doch tatsächlich ist es in den meisten Fällen genau das, was Sie brauchen, um sich besser zu fühlen. Kümmern Sie sich also *richtig* um sich selbst und gehen Sie diese Übung durch; geben Sie sich einen Moment lang die Chance auf Zufriedenheit.

Zunächst scheint es vielleicht so, als müssten Sie all Ihre Kraft zusammennehmen, sich wappnen und Ihre Aufmerksamkeit mit größter Mühe von den schmerzhaften Gedanken losreißen, wie einen Verband von einem tiefen Schnitt. Aber jedes Mal, wenn Sie Ihre Aufmerksamkeit auf diese bewusste Art und Weise verlagern, wenn Sie die Einladung des Schmerzes ablehnen und nicht auf quälende Gedanken eingehen, tun Sie drei wichtige Dinge:

- Sie lockern Ihre Bindung an Negativität und Leid,
- Sie trainieren den Muskel, mit dem Sie Ihre Aufmerksamkeit bewegen, und
- Sie pflegen eine Selbstwahrnehmung, die von Ihren Gedanken getrennt ist, einen Ort, an dem Sie *bei* Ihren Gedanken sein können, in einer Beziehung mit ihnen, aber nicht eins oder verschmolzen mit ihnen.

Was schmerzt, ist die Vorstellung davon, was es bedeutet, Ihren Schmerz zurückzulassen – Ihre Gedanken darüber, die Gedanken loszulassen, *nicht* das Loslassen selbst, und ganz bestimmt nicht das, was übrig bleibt, sobald sie fort sind. Was immer unser Kopf uns einreden mag: Wenn wir unsere Aufmerksamkeit von dem abwenden, was uns wehtut, fühlen wir uns gar nicht allein gelassen, vernachlässigt oder herabgesetzt – all das, wovor wir Angst hatten. Wir vermissen unsere negativen Gedanken nicht. Es stellt sich heraus: Wenn wir nicht an unserem Schmerz festhalten, hält unser Schmerz auch nicht an uns fest.

Wir lassen das Leid hinter uns, aber nicht so, wie wir uns das vorstellen, nicht wie einen Hund, der am Straßenrand ausgesetzt wird. Die Gedanken an Schmerz abzulehnen bedeutet nicht, den Schmerz selbst abzulehnen. Was auch immer Sie erlebt haben, jede Erfahrung und Emotion, ist Teil von Ihnen geworden, hat sich in den Stoff verwoben, aus dem Sie jetzt bestehen. Das *Sie*, das sich von den schmerzhaften Gedanken ab- und wieder dem gegenwärtigen Augenblick zuwendet, enthält bereits die Erfahrungen, an die Sie sich so verzweifelt festklammern. Sie müssen sich nicht ständig an den Schmerz erinnern, um ihn zu behalten. Dem Schmerz macht es nichts aus, wenn Sie sich nicht mehr rigoros daran abarbeiten. Er wartet nicht am Straßenrand darauf, dass Sie zurückkommen und ihn abholen.

Wenn wir nicht auf unsere schmerzhaften Gedanken eingehen, kann uns das Leben positiv überraschen. Wir sind präsenter und offener für neue Erfahrungen. Die Erlösung, nach der wir uns gesehnt haben, liegt gleich hier vor unserer Nase. Ein Freund hat es so beschrieben: „Wer hätte gedacht, dass ich Nein zum Schmerz und Ja zum Jetzt sagen könnte? Dass etwas so Direktes und Simples die Lösung sein würde?" Wir neigen dazu, unser ganzes Leben lang die Vergangenheit in Ordnung bringen zu wollen, damit wir es uns erlauben können, zur Gegenwart überzugehen. Und dann finden wir heraus, dass wir gar keine Erlaubnis brauchten. Diese ganze paradoxe Katastrophe ist auf tragische Weise lächerlich.

Wunden können zu unserem Selbstbild werden

Besprechen wir unsere Bindung zum Schmerz, dann müssen wir der Vollständigkeit halber auch noch auf Schmerz als Teil unserer Identität eingehen. Denn Schmerz ist zutiefst damit verbunden, als welche Person wir uns wahrnehmen. Was wir ertragen haben, überwunden, überlebt: Unsere Mühen, Herausforderungen, Sorgen und Verluste – unsere Narben – machen uns zu *uns*. Unsere Probleme werden in der Tat Teil von uns. Sie verändern uns. Unser Leiden fließt in unser Nervensystem ein, unser Herz und unser Hirn. Allerdings nehmen negative Erfahrungen unverhältnismäßig viel Platz in unserem Selbstbild ein. Wir hängen enorm an unseren Leidensgeschichten – wir *lieben* unseren Schmerz und ziehen Stolz, Kraft und Trost aus dem, was wir schon überstanden haben. Unser Schmerz definiert uns, er ist der Kern unseres Selbsts. Wir sehen ihn gern als ein Mittel der Selbsterfahrung. Die Liebesaffäre mit Ihrem Schmerz zu beenden kann sich daher so anfühlen, als gäben Sie ganz grundlegend auf, wer Sie selbst sind.

Fragen Sie sich: *Wovor genau habe ich Angst, wenn ich mich davor fürchte, mich nicht mehr ständig an meinen Schmerz zu erinnern, daran, was ich überstanden habe? Wer wäre ich ohne mein Leid?*

Wenn es sich für Sie richtig anfühlt, können Sie über diese Übung auch Tagebuch führen (am besten handschriftlich und nicht am Bildschirm).

Jim beschrieb seine Mutter als „kritisch und nie für mich da, absolut nicht in der Lage, mich oder meine Talente zu loben". Jims Eindruck nach war sie nie stolz auf ihn und hatte auch nie Spaß an dem, was er tat. Als Erwachsener beschäftigte er sich in Gedanken und Gesprächen häufig mit dem Fehlen einer stolzen Mutter in seinem Leben.

Mit der Zeit hatte Jim ein starkes Narrativ von sich selbst aufgebaut, über das er immer wieder grübelte und mit dem er alles erklärte, was in seinem Leben nicht funktionierte. Er sah sich selbst und verhielt sich anderen gegenüber als jemand, der nicht unterstützt oder wertgeschätzt wurde, aus dem so viel mehr hätte werden können, der ein großes Potenzial hätte erfüllen können – wenn man ihn nur ermutigt hätte. Jim hatte sich in der Rolle von jemandem eingeschlossen, der nicht bekam, was er brauchte und verdiente.

Als mir auffiel, wie viel Zeit Jim damit verbrachte, über seine Mutter zu sprechen und darüber, was ihm entgangen war, fragte ich ihn: „Was müssten Sie aufgeben, wenn Sie diese ganze Geschichte losließen, die Rolle als *dieser Typ* – wenn Sie die Erfahrungen der Vergangenheit mit Ihrer Mutter nicht mehr in die Gegenwart hereindenken würden?" Nach einem Moment des Nachdenkens gab er eine einsichtsvolle Antwort, die den Nagel auf den Kopf traf: „Wer *wäre* ich denn, wenn ich nicht der Typ wäre, der seiner eigenen Mutter nie eine Freude war? Und vielleicht noch schlimmer, was müsste ich dann tun, wenn ich *selbst verantwortlich* dafür wäre, mein Potenzial zu erfüllen?" Er sagte das zwar mit einem Lächeln, doch wir hörten beide die Wahrheit in seinen hypothetischen Fragen.

ÜBUNG: Wer bin ich jetzt?

Versuchen Sie für die Dauer eines Gesprächs oder sogar für einen ganzen Tag, das Leben als jemand ohne Vorgeschichte anzugehen, ohne Narrativ. Achten Sie darauf, wie es sich ohne Vergangenheit lebt, ohne ein vorgefertigtes Bild davon, wer Sie sind und was Ihnen widerfahren ist. Lassen Sie „bis jetzt" fallen und nur noch „jetzt" bestehen. Achten Sie darauf, wer Sie sind (oder werden), wenn Ihre Hintergrundgeschichte wegfällt. Achten Sie darauf, wie es sich anfühlt, Ihre Erzählung von sich selbst nicht mehr auf sich lasten zu haben.

Es zeigt sich: Wenn wir uns nicht mehr am laufenden Band daran erinnern, wer und wie wir sind, warten oftmals Überraschungen auf uns. Wer wir sind, ist häufig jemand anders, als wir denken und uns selbst einreden. Ohne den schweren Mantel des im Voraus festgelegten Selbst erscheint der gegenwärtige Augenblick leicht, nackt, lebendig und voller Möglichkeiten. Wir können uns endlich auf das einlassen, was da ist, ohne dass uns die Geschichte von uns selbst im Weg steht.

Mentales Junkfood für den Kopf

Der wichtigste Faktor, warum wir uns zum Negativen hingezogen fühlen, besteht vielleicht darin, dass es unserem Kopf etwas zu tun gibt. Ein Problem bedeutet eine Tätigkeit, eine Aufgabe, eine Freikarte für so viele Gedanken wie möglich, immer mit dem ehrenwerten Motiv, nach einer Lösung zu suchen. Dem Kopf ein Problem zu geben ist, wie einem Hund einen Knochen zuzuwerfen. Der Kopf kann es analysieren, darüber nachdenken, damit spielen, Pro-und-Kontra-Listen darüber erstellen, darüber sprechen und, solange wir das zulassen (was für gewöhnlich ziemlich lange ist), darauf herumkauen. Wenn es nach dem Kopf geht, gibt es nichts Spaßigeres und Bekräftigenderes als ein schön dickes, saftiges Problem. Wenn der Kopf Weihnachten feiern würde, stünde auf seiner Wunschliste ein ganzer Sack voller Probleme. Jeden Tag ein neues!

Wenn es in unserem Leben gut läuft, gibt es für unseren Kopf allerdings nicht viel zu tun oder zu lösen. Wir können daran denken, was gut läuft, und vielleicht sogar daran, wie dankbar wir dafür sind, aber viel mehr kann der Kopf mit Glück und Zufriedenheit nicht anstellen. Angesichts eines Zustands des Wohlbefindens wird der Kopf zappelig und nervös und schmiedet schnell einen Plan. Es dauert nicht lange, bis wir einen neuen Knochen zwischen die Zähne bekommen und darüber nachdenken, wie wir das Gute davor bewahren, schlecht zu werden oder zu verschwinden. Wir denken daran, wie es sein wird, wenn das Gute fort ist. Wie furchtbar schlimm das wird. Von diesem Punkt aus können wir dorthin weiterdenken, was wir alles tun müssen, um das Gute aufrechtzuerhalten. Dieser Weg hat kein Ende, der Knochen kann in eine unendliche Anzahl Miniknochen zersplittern. – Gute Nachrichten für den Kopf, denn so bleibt er jederzeit nützlich und beschäftigt.

Wenn wir uns näher mit unseren Gedanken bekannt machen, ist es jedoch wichtig, ihre Anwesenheit nicht zu verteufeln. Gedanken gehören einfach zum Menschsein dazu. Sie können nicht *nicht* existieren. Es ist weder ihre noch unsere Schuld, dass sie da sind. Selbst unsere negativen Gedanken stellen auf ihre eigene fehlgeleitete Weise den Versuch dar, uns zu beschützen, zu verteidigen und zu leiten. Während sie bei diesem Versuch fürchterlich scheitern und am Ende sogar gegen uns arbeiten mögen, können wir nichtsdestotrotz anerkennen, dass der Großteil unseres Denkens darauf abzielt, dass wir uns besser fühlen und in Sicherheit wiegen können. Paradoxerweise bedeutet eine veränderte Beziehung zu unseren Gedanken auch, Mitgefühl ausgerechnet für jene Sache aufzubringen, von der wir uns trennen und loslösen müssen.

3. „Was stimmt nicht mit mir?“ Selbstkritik und Negativität

In Sachen negatives Denken steht uns Menschen eine schier endlose Auswahl an Möglichkeiten zur Verfügung, Unmengen stresserzeugender Denkschleifen, in die wir unsere Aufmerksamkeit schicken können. Bei all der Fülle von negativen Denkmöglichkeiten neigen wir allerdings zu einer Handvoll Favoriten.

Die Nummer eins unter den Denkschleifen lautet: *Was stimmt nicht mit mir?* Diese Art zu denken ist so beliebt, dass sie ihren eigenen berühmten Autor hat: *den inneren Kritiker.* Dank dieser Erzählerstimme in unserem Kopf verbringen wir ungemein viel Zeit – mehr als die 10.000 Stunden, die man angeblich zum Meistern einer Sportart oder eines Handwerks braucht – damit, über unsere Fehler nachzudenken. Wir sind Expert:innen darin, herauszufinden und auszuformulieren, in welchen unzähligen Hinsichten wir kaputt, unzulänglich, nicht liebenswert, fehlerbehaftet, schuld und ganz einfach nicht gut genug sind. Es ist komisch, dass wir freiwillig so viel Zeit und Energie darauf verwenden, über unsere eigenen Fehler nachzudenken, unsere Versäumnisse noch einmal aufzuwärmen, unser Schamgefühl weiter zu schüren und die schlimmsten Momente unseres Lebens wieder und wieder durchzugehen. Wie kann das unsere liebste Art zu denken sein? Aber genau das tun wir, und genau das ist es.

Peter, ein intelligenter, attraktiver junger Mann mit tollem Humor, ist nachsichtig und unvoreingenommen – anderen Leuten gegenüber. Er spart sich seinen gesamten Ärger und sein ganzes Missfallen für sich selbst auf. Auf seine höchst selbstkritische Art erinnert Peter sich (und mich, seine Therapeutin) unermüdlich an seine Schwächen, seine Defizite und daran, dass er nicht derjenige ist, für den alle ihn halten – es sei denn, sie halten nichts von ihm, in diesem Fall ist er in der Tat derjenige, für den sie ihn halten.

In unserer Gesellschaft ist Selbstkritik die am weitesten verbreitete Form des negativen Denkens. Es gilt schon als normal, uns selbst gedanklich fertigzumachen. Wenn wir es nicht tun, sind wir seltsam. Ganze Abteilungen in Buchhandlungen widmen sich dem Problem, dieser Art des Denkens zu entkommen, aber die vielen Ratschläge scheinen es alle nicht zu lösen.

Der fehlgeleitete Beschützer

So merkwürdig es klingt, steht zu Beginn fast jedes selbstkritischen Gedankens die eine oder andere positive Absicht, auch wenn sie verdreht, fehlerhaft oder überholt sein mag. Selten habe ich eine Ausnahme von dieser Regel erlebt. Peter zum Beispiel fragte ich, was er damit riskieren würde, nicht mehr über seine Fehler nachzugrübeln, und er meinte, seine Selbstkritik treibe ihn an, ohne sie würde er nachlässig werden. Er war sich sicher: Würde er nicht länger Beweismaterial für seine Schwächen zusammentragen, würde er sie vergessen, überheblich werden und die Schwächen daraufhin blindlings sein Handeln bestimmen lassen. Die positive Absicht seiner negativen Gedanken beruhte auf seiner Annahme, seine Gedanken würden ihn verbessern und ihn vor seiner natürlichen Unzulänglichkeit schützen. Aus dieser Perspektive waren die Gedanken da, um ihm zu helfen.

Die Annahmen hinter Ihren selbstkritischen Gedanken festzustellen kann geradezu bahnbrechend sein. Sobald Sie diese im Blick haben, können Sie sie entwirren, ihr fehlerhaftes Wesen freilegen und ihnen so ihre Macht nehmen. Ich bat Peter, seine Theorie einmal zu testen, also zu hinterfragen, ob ihn die Angriffe auf sich selbst tatsächlich dazu motivierten, mehr zu erreichen. Als er ein paar Wochen später wiederkam, lächelte er und berichtete, dass er etwas Unglaubliches entdeckt habe. Er hatte herausgefunden, dass er sich freier, leichter und glücklicher fühlte, wenn er sich nicht immer vergegenwärtigte, was er je falsch gemacht hatte. Daraufhin wurde er produktiver, und es fiel ihm leichter, Dinge zu erledigen. Es fühle sich an, als hätte er einen tonnenschweren Mantel ausgezogen. Statt jede neue Erfahrung wie einen Test anzugehen, bei dem er es seinem inneren Kritiker beweisen musste, wie eine Chance, *nicht schon wieder* zu versagen, erlaubte er sich, einfach das zu tun, was nötig war – die vorliegenden Aufgaben zu erledigen, nicht mehr.

Peters selbstkritische Gedanken hatten ihm weisgemacht, sie würden ihn in Form bringen – in Form peitschen, damit er überhaupt funktionieren könne. Aber er fand heraus, dass er ohne sie voller Energie und guter Ideen steckte, ganz im Gegensatz zu dem, was er befürchtet hatte. Als er aufhörte, seinen negativen Gedanken zu glauben, stellte er fest: Er konnte im gegenwärtigen Augenblick gut zurechtkommen. Er brauchte gar keine Peitsche.

Haben Sie sich schon mal die Chance gegeben herauszufinden, ob Ihre Geschichte wirklich stimmt? Sind Sie bereit, sich diese Chance zu geben?

Machen Sie einen konkreten Kritikpunkt oder eine negative Meinung aus, die Sie über sich selbst haben.

Fragen Sie sich: *Welche Annahme (über mich selbst) steckt hinter diesem selbstkritischen Gedanken? Wenn ich diese Kritik loslasse, was befürchte ich, wird dann passieren? Wer oder was befürchte ich, ohne diesen Gedanken zu werden? Was für eine Geschichte über mich spinnt dieser Gedanke weiter? Von wem habe ich diese Geschichte über mich gehört?*

Sobald Sie das Urteil über sich selbst auseinandergepflückt und festgestellt haben, woher Sie es haben und was vielleicht einmal sein Zweck war, können Sie in Betracht ziehen, diesen Koffer voller Informationen am Straßenrand abzustellen – oder ihn eventuell auch der Person zurückzugeben, die ihn für Sie gepackt hat. Achten Sie darauf, wer Sie ohne ihn sind. Jetzt ist der Moment, sich selbst für die Schwächen und Fehler zu vergeben, die diese negative Version Ihrer selbst sich Ihrer Meinung nach zuzuschreiben hat. Das ist der Moment, den Kreislauf zu durchbrechen, loszulassen, was Sie über sich selbst verinnerlicht haben, wovon Sie dachten, es würde Sie beschützen. Wer möchten Sie gern sein? Sein Sie diese Person – und fangen Sie direkt damit an.

Enttäuscht sein, um nicht enttäuscht zu werden

Selbstkritische Gedanken sind auf ihre eigene unlogische Weise auch ein Versuch, uns vor negativen Gefühlen zu bewahren. Wir reden uns ein, wir werden nicht das bekommen, was wir wollen, dürften nichts erwarten und sollten es auch gar nicht erst versuchen, nur damit wir später nicht enttäuscht sind, uns schämen und unzulänglich vorkommen, wenn die Dinge nicht so laufen, wie wir es gern gehabt hätten. Wir stellen uns von vornherein auf Niederlagen ein, um für (mögliche) Niederlagen gewappnet zu sein. Im Grunde genommen zwingen wir uns, Enttäuschung und Selbsthass *vorzuerfahren*, um uns vor genau dieser Enttäuschung und diesem Selbsthass zu schützen. Doch uns einzureden, wir werden nicht bekommen, was wir wollen, hält uns am Ende meist überhaupt erst davon ab, genau das zu erreichen. Wir nehmen uns selbst aus dem Rennen oder, wenn wir uns doch zum Antreten entscheiden, tragen dabei einen schweren Rucksack aus negativen Gedanken mit uns herum, der uns langsamer macht – und damit auch die Wahrscheinlichkeit geringer, dass wir unser Ziel erreichen. Je mehr wir versuchen, uns vor Gefühlen des Scheiterns zu bewahren, desto eher scheitern wir.

Indem wir unsere Annahmen der Enttäuschung und des Versagens verinnerlichen, bevor die Realität sich überhaupt abgespielt hat, führen wir eine erzwungene Generalprobe durch, verdonnern uns selbst dazu, die negativen Gefühle schon einmal durchzuspielen. Sollten wir zu gegebener Zeit dann tatsächlich nicht das bekommen, was wir wollten, müssen wir die Gefühle ein zweites Mal durchleben – bei der richtigen Aufführung. Werden uns die wahren Gefühle weniger schmerzlich treffen, weil wir sie im Voraus schon einmal gefühlt und eingeübt haben? Nein, das werden sie nicht. Uns vorweg auf eine Katastrophe einzustellen bringt uns lediglich eine zusätzliche leidliche Erfahrung ein.

Warum sollten wir diese negativen Gefühle vorsätzlich doppelt durchleben – statt bloß einmal oder vielleicht auch gar nicht? Warum warten wir nicht ab und finden heraus, ob wir die Enttäuschung und Scham überhaupt erleben müssen? Und wenn das tatsächlich der Fall sein sollte, warum empfinden wir sie nicht erst dann, wenn es wirklich einen Grund dafür gibt? Warum heben wir uns die Erfahrung, wie auch immer sie genau aussieht, nicht für eine Situation auf, in der die Gefühle real sind und nicht bloß Vorstellung?

Wenn wir uns sagen, dass wir scheitern werden, wollen wir in Wirklichkeit die Nervosität darüber in Schach halten, dass wir nicht wissen, was geschehen wird. Sobald wir beschließen, dass wir es nicht schaffen werden, haben wir das Problem des Nichtwissens gelöst. Wir haben ein negatives Ende eingefügt und müssen nicht länger mit dem Unbekannten zurechtkommen, im noch Ungeschriebenen leben. Wir werden nicht bekommen, was wir wollen, Fall abgeschlossen; Nervosität (und Unsicherheit) erfolgreich abgewendet. Was der innere Kritiker also eigentlich im Sinn hat, ist, uns aus dem verzweifelten Unbehagen der Ungewissheit herauszuhelfen.

Das Mittel gegen dieses selbstzerstörerische und entmutigende Denken besteht darin, uns selbst an die Wahrheit zu erinnern: Wir wissen nicht, was die Zukunft bringt. Wir wissen nicht, ob wir bekommen oder nicht bekommen werden, was wir wollen.

Fragen Sie sich: *Möchte oder brauche ich wirklich mehr Übung darin, Enttäuschung und Scham zu empfinden? Bin ich bereit, der Ungewissheit gegenüber offen zu bleiben und anzuerkennen, dass ich nicht weiß, was passieren wird – dass Ungewissheit die einzige wirkliche Wahrheit ist? Bin ich bereit zu akzeptieren, dass die Geschichte noch nicht geschrieben ist?*

Denken Sie daran, Sie schreiben hier und jetzt die Geschichte Ihres Lebens. Während Sie sie denken, erschaffen Sie sie. Anstatt ein imaginäres Versagen heraufzubeschwören, müssen wir uns daran erinnern, dass weder wir noch andere wissen, was vor uns liegt. Wenn wir auf das Unbekannte blicken, auf die ungeschriebene

Geschichte, hilft es, mit Ruhe aufzutreten, unser Bestes zu geben, die Person zu sein, die wir gerne sein würden, und den Mut zu haben, uns dem Unbehagen zu stellen. Wir können ohne Fantasieantworten mit dem Nichtwissen leben.

Einen Status quo aufrechterhalten

In anderen Fällen verfolgen unsere selbstkritischen Gedanken die perfide Absicht, einen gewissen Status quo zu schützen und aufrechtzuerhalten. Als ich Melanie kennenlernte, war sie eine Schauspielerin mit einem starken und noch dazu gerissenen inneren Kritiker, der ihr immerzu erzählte, sie sei nur eine mittelmäßige Künstlerin. Wenn sie die Chance auf eine große Rolle hatte, überrollte dieser Kritiker sie mit einer Lawine von Gedanken, die sie daran erinnerten, dass sie *nicht* zu den besonderen Leuten gehörte, die einmal berühmt werden konnten. Diese Stimme flüsterte ihr zu, dass sie glatter Durchschnitt sei, dass sie vielleicht hart arbeitete, aber keine große Nummer werden könne. Die Gedanken lauerten jederzeit im Schatten und stürzten sich auf jede Gelegenheit, bei der sie vielleicht ihre Meinung über sich selbst hätte ändern können. Ganz offensichtlich entsprach die Geschichte ihres inneren Kritikers aber nicht ihrer Persönlichkeit, ihrem Talent oder den Reaktionen, die sie vom Rest der Welt erhielt.

Interessant dabei war, dass Melanies Gedanken nicht behaupteten, dass sie komplett talentlos sei. So waren sie auch nicht direkt mit inneren Kritikern vergleichbar, die man sofort als schädlich erkennt. Als ich Melanie kennenlernte, begegnete mir gleichzeitig (durch ihre Erzählungen) ihre Mutter, ebenfalls Schauspielerin, die viel Aufmerksamkeit auf sich lenkte und „immer der Mittelpunkt der Party" war.

Ich fragte Melanie, wie es sich auf die Beziehung zu ihrer Mutter auswirken würde, wenn sie, Mel, groß herauskommen sollte, berühmt oder erfolgreich wäre. Sie schüttelte den Kopf, stieß ein lautes „Ha" aus und sagte: „Ich bezweifle, dass sie der Herausforderung gewachsen wäre, nur die Nebenrolle zu spielen … und das auch noch neben ihrer eigenen Tochter." Nach einer Weile wurde sie ernster und fügte betrübt hinzu, dass sie sich das einfach nicht vorstellen könne. In der Familie war kein Platz für noch einen Star. Melanies Gedanken hatten einen Weg gefunden, sie vor diesem unvorstellbaren Szenario abzuschirmen. So sehr ihre Mutter nach außen hin auch hinter der Karriere ihrer Tochter stand, wäre Melanies Erfolg doch eine klare Bedrohung für ihre eigene Position gewesen, was wiederum ihre Fähigkeit bedroht hätte, Melanie Unterstützung und Liebe zu zeigen. Mel war klar, dass sie entweder eine Mutter oder eine Karriere haben könnte, aber nicht beides. Ihre Gedanken stützten die Entscheidung für eine Mutter und stellten sicher, dass Melanie das bekam, was sie am meisten brauchte.

Egal, wie schmerzhaft und destruktiv unsere negativen Gedanken sein können: Sie können tiefe Einsichten enthalten. Es sind normalerweise die Einsichten einer jüngeren und psychisch weniger weit entwickelten Version unserer selbst, ein Bewältigungsmechanismus aus einer Zeit, als wir noch über weniger Selbstbewusstsein, Erkenntnisse und Ressourcen verfügten.

Fragen Sie sich: *Welche frühen Erfahrungen oder Familiendynamiken prägen meine Gedanken über mich selbst? Helfen sie mir, den Status quo zu bewahren, ein gleichbleibendes Ich zu erhalten? Bin ich noch darauf angewiesen, dass diese Gedanken hinter den Kulissen für mich arbeiten? Möchte ich diese Realität noch?*

Wichtig ist, uns über die tieferen Annahmen klar zu werden, aus denen unsere Gedanken stammen, und abzuwägen, ob solche Gedanken noch in unserem Interesse handeln. Wenn die Wurzeln unserer Gedanken erst einmal freiliegen, werden unsere Handlungen und Entscheidungen klarer und einfacher.

Die negativen Bezugspersonen in unserem Inneren

Manchmal wiederholen wir mit unseren gedanklichen Angriffen auf uns selbst einfach das, was wir als Kinder von Eltern und anderen Erwachsenen gehört haben. Wir haben diese negative Version unserer selbst von diesen Bezugspersonen übernommen und sprechen und denken weiterhin so über uns selbst, wie wir es als angemessen gelernt haben. Wenn man uns in jungen Jahren vermittelt hat, wir verdienten Schuldzuweisungen und Kritik statt Gutmütigkeit, dann gehen wir dementsprechend auch selbst so mit uns um.

Indem wir die Worte dieser negativen Erwachsenen wiederholen und ihre Empfindungen verinnerlichen, erhalten wir die Beziehung zu diesen Bezugspersonen am Leben. Das „bewahrt" uns davor, die Entscheidungen und Verhaltensweisen der Menschen hinterfragen zu müssen, die uns solche negativen Gedanken mitgegeben haben. Auf diese Weise können sie *die Guten* und wir *die Schuldigen* bleiben. Denn die Vorstellung ist zu schmerzhaft und zu abstrus, dass jene Menschen falschliegen könnten oder ihr Verhalten zutiefst fragwürdig sein könnte. Wir übernehmen ihre Version davon, wer wir sind, damit wir uns nicht damit auseinandersetzen müssen, dass ihre Worte und Taten vielleicht ungerechtfertigt waren, grausam, nicht hilfreich, nicht wahr oder nicht, was wir zum Aufblühen brauchten – selbst wenn sie ihr Bestes gegeben haben mögen. Es bewahrt uns vor der Möglichkeit, dass diejenigen, die uns hätten lieben sollen, nicht immer liebevoll gewesen sein könnten. Die negativen Stimmen unserer frühesten Einflüsse aufzunehmen stellt sicher, dass wir uns nie der Ungerechtigkeit – der Tragödie – im Kern unserer eigenen negativen Gedanken stellen müssen.

ÜBUNG: Ein mitfühlender Ton

Egal, was Sie über sich selbst denken, egal, was Ihnen beigebracht wurde zu glauben, nehmen Sie sich einen Moment Zeit, um zu spüren, wie sich das Leben mit dieser Geschichte über sich selbst anfühlt.

1. Legen Sie eine Hand auf Ihr Herz und stellen Sie sich selbst in dem Alter vor, als Sie angefangen haben, diese negativen Gedanken über sich selbst zu glauben.
2. Die Übung besteht nicht darin, zu entscheiden, ob Sie die Kritik verdienen, sie zu bestätigen oder zu entkräften, sondern darin, einfach dem Aufrechterhalten dieser Art Beziehung zu sich selbst nachzufühlen. Wie war das für Sie?
3. Stellen Sie sich vor, mit diesem Kind – mit Ihnen – zu sprechen. Was würden Sie sagen wollen? Was hätte dieses Kind gerne gehört? Welche Worte oder Taten hätten zu diesem Zeitpunkt geholfen?
4. Welche Worte oder Taten würden Ihnen jetzt helfen?

Das Ziel hierbei ist zu lernen, Gutmütigkeit sich selbst gegenüber zu pflegen, für Ihr Selbst, das verurteilt und kritisiert wurde und wird, und noch schlimmer: Ihr Selbst, dem beigebracht wurde, dass es das verdient – dass *Sie* das verdienen.

Auch wenn Sie nach wie vor meinen, Sie verdienten die negativen Gedanken: Wenn Sie es schaffen, auch nur eine Spur Mitgefühl für sich selbst zu empfinden, einfach schon angesichts der Tatsache, dass Sie mit dieser Auffassung von sich selbst als schlecht, nicht genug oder kaputt leben müssen, dann sind Sie auf einem guten Weg zu einer neuen Beziehung zu Ihren selbstkritischen Gedanken. Wenn solche Gedanken aufkommen, dann versuchen Sie, sich nicht mit dem Angreifer zu identifizieren und an Bord zu springen, sondern Ihre Identifikation zu verschieben – vom Angreifer zum Angegriffenen. Aus diesem neuen Blickwinkel wird klar, dass gedankliche Angriffe auf sich selbst nicht länger willkommen sind und nicht mehr geduldet werden.

Ist das wahr?

Wenn Sie sorgfältig hinhören, was Ihre selbstkritischen Gedanken genau sagen, stellen Sie vermutlich fest, dass vieles davon schlichtweg falsch ist. Es passt nicht zu dem, was Sie sagen und tun, nicht zu Ihrem Verhalten und letztlich nicht zu der Person, die Sie sind oder als die Sie sich sehen. Die meisten von uns würden so einigem von dem widersprechen, was wir uns gewohnheitsmäßig über uns selbst erzählen.

Wenn Sie meinen, dass alles, was Ihr kritisches inneres Urteil sagt, vollkommen wahr und unwiderlegbar ist, dann fragen Sie sich, ob etwas anderes *ebenfalls* wahr ist: Wenn negative Gedanken Ihnen sagen, Sie seien egoistisch und von sich selbst eingenommen, fragen Sie sich, ob Sie nicht manchmal auch großzügig und entgegenkommend sind. Vielleicht erinnern Sie sich an eine Situation, in der Sie nicht egoistisch oder von sich selbst eingenommen waren.

Wenn die Gedanken wieder kreisen und wir in einer Denkschleife feststecken, arbeiten wir mit einem Gut-oder-schlecht-System. In Wahrheit sind wir aber alle gut *und* schlecht, liebenswert *und* nicht liebenswert – wandelnde Widersprüche. In einem Wort: menschlich. Erweitern Sie also Ihren Blick, um mehr von sich einzufangen, eine realistischere und (ich wage zu behaupten) versöhnlichere Sichtweise abzubilden – eine komplette Ansicht, nicht bloß einen kleinen Ausschnitt oder eine Momentaufnahme. Sie können sozusagen herauszoomen und so versuchen, die Linse nicht mehr direkt auf das richten, worauf Sie sich fixiert haben.

Als Mensch sind Sie von Natur aus und unausweichlich unvollkommen imperfekt. Wenn Sie sich mit selbstkritischen Gedanken identifizieren, sprechen Sie sich selbst das Recht ab, Ihr grundlegendes Selbst zu sein, Sie verurteilen Ihre elementare Natur und kämpfen mit einem unbesiegbaren und desinteressierten Gegner namens „Realität". Ob Sie es zugeben wollen oder nicht, Sie sind noch unfertig, tun Ihr Bestes, auch wenn an einem anderen Tag oder in Ihrer Vorstellung noch ein besseres Bestes denkbar wäre. Was immer Sie tun, das *ist* in jenem Moment Ihr Bestes, denn es ist das, was Sie getan oder gesagt haben oder gewesen sind, ungeachtet all dessen, was Sie vielleicht sonst noch wussten oder *hätten tun können.* Selbst wenn Sie sich einer anderen Möglichkeit bewusst waren, einer besseren Entscheidung, oder wenn Ihnen tief im Innern klar war, dass Sie eine schlechte Entscheidung treffen, haben Sie sich entschieden, wie Sie sich entschieden haben. Das zeigt, ohne Ausnahme, dass Sie nicht bereit oder in der Lage waren, die andere, klügere Entscheidung zu treffen. Die hatten Sie zu diesem Zeitpunkt noch nicht in Ihrem Repertoire.

Unser Bestes ist nicht, was wir generell für das Beste halten, sondern was wir im Rahmen unserer Fähigkeiten und Möglichkeiten tun können. Unser Bestes wird von einem Moment zum anderen davon bestimmt, was wir tatsächlich tun – nicht davon, was wir wissen oder meinen. Und manchmal verhalten wir uns nicht so, wie wir eigentlich sein wollen und können. Wenn wir einen Fehler machen, auf irgendeine Weise am Ziel vorbeischießen, gilt es, den Fehler an sich festzumachen und auseinanderzunehmen: Wir untersuchen, was dazu geführt hat, welche Gedanken und Ansichten ihn begründet haben und – was am wichtigsten ist – was wir daraus lernen können. Wir erkennen den Fehler an, übernehmen Verantwortung für unseren Anteil daran, leisten wenn nötig Wiedergutmachung und lassen es dann gut sein.

Lassen Sie mich das noch einmal wiederholen. Wir erkennen den Fehler an, stehen dazu, machen ihn wenn nötig wieder gut und schließen dann mit ihm ab. Wir lassen den Fehler einen Fehler sein, aber nicht mehr. Spinnen Sie keine Geschichte darum oder blasen Sie ihn nicht zu einem Zeugnis über Ihren Selbstwert auf, einem Beweis dafür, warum Sie ein schlechter Mensch sind. Fehler müssen kein Todesurteil für den Charakter sein. Fehler können einfach Gelegenheiten sein, reflektierter zu werden, weiter an der unfertigen Arbeit seines Selbsts zu basteln. Sie können einfach Fehler sein und letztlich auch Lehrer:innen.

Dass Sie Erwartungen nicht entsprechen, bedeutet nicht, dass Sie schlecht sind; es zeigt nur, dass Sie unvollkommen sind, was Sie ja hoffentlich bereits wissen. Auch wenn es für uns gar keine Alternative gibt, wollen wir uns diese grundlegende Eigenschaft nicht verzeihen. Um sich aus den Fängen Ihres selbstkritischen Denkens zu befreien, machen Sie sich regelmäßig und unmissverständlich klar: Ihr Ziel im Leben lautet nicht Vollkommenheit, sondern Fortschritt. Wichtig ist nicht, dass Sie etwas nicht geschafft haben – das ist nichts weiter als eine Randnotiz, Ihr Ausgangspunkt –, sondern vielmehr, was Sie mit dieser Tatsache anstellen, wie Sie sich verändern und weiterentwickeln, wie mutig Sie sich vorwärtsbewegen. Alles läuft darauf hinaus, achtsamer und bewusster zu sein, was wir in diesem Buch weiter üben werden. Jeder Augenblick, in dem wir unsere Fehltritte beklagen, ist letztlich ein weiterer Augenblick unseres Lebens, den wir weggeworfen haben, eine verpasste Gelegenheit, uns anders zu verhalten, zu sein und zu werden, wer wir sein wollen.

Was würden andere sagen?

Wenn wir im Hornissennest sitzen und von selbstkritischen Gedanken gestochen werden, können wir eine:n Freund:in zu uns ins Nest einladen; soll heißen, wir können uns vorstellen, was jemand, der uns liebt, ein:e Freund:in oder vertrauenswürdige:r Lehrer:in, uns in diesem Moment sagen würde. Manchmal schaffen wir es nur durch den Blick einer anderen Person auf uns, aus der selbstkritischen Schleife auszubrechen; indem wir uns selbst mit anderen Augen betrachten und uns wohlgesonnen begegnen.

ÜBUNG: Heißen Sie eine wohlwollende Stimme willkommen

Momentan stecken Sie fest, möglicherweise haben Sie keinen Zugang zu einer wohlwollenden oder realistischen Sichtweise auf sich selbst. Also stellen Sie sich vor, was jemand, den Sie respektieren, zu Ihnen oder über Sie sagen würde, und zwingen Sie sich, hinzuhören – egal, wie lächerlich oder scheinbar unwahr es auf Sie wirkt. Sich aktiv aus den eigenen Gedanken auszuklinken und diese ausbalanciertere und mitfühlendere Version Ihrer selbst willkommen zu heißen, kann die innerliche Wetterlage verändern und Ihre selbstkritische Gedankenschleife in eine neue Bahn lenken.

1. Legen Sie eine Hand auf Ihr Herz. Atmen Sie tief durch. Horchen Sie in Ihre eigenen Empfindungen hinein.
2. Nun vergegenwärtigen Sie sich jemanden, der Sie liebt, aus einer beliebigen Zeit in Ihrem Leben, lebend oder tot. Jemand, dem Sie spürbar wichtig sind, bei dem Sie darauf vertrauen, dass er oder sie das Beste für Sie will, Sie glücklich sehen will. Heißen Sie das Wohlwollen und die Liebe, die diese Person für Sie fühlt, in Ihrem Herzen willkommen. Stellen Sie sich vor, Sie würden die Worte Ihres inneren Kritikers in diesem Wohlwollen einweichen.
3. Sagen Sie innerlich zu sich selbst: „Möge ich Wohlwollen erfahren. Möge ich mich geliebt fühlen. Möge ich glücklich sein.“

Wiederholen Sie diese Worte laut, wenn Sie können. Schreiben Sie sie auf. Machen Sie eine ganze Liste daraus und tragen Sie diese in der Tasche mit sich umher. So können Sie einen neuen Umgang mit sich selbst lernen.

Wir werden nicht mit Selbsthassgedanken geboren. Wir lernen sie. Wir bekommen sie beigebracht. Wenn Sie sich dabei erwischen, mit dem inneren Kritiker gemeinsame Sache zu machen, können Sie innehalten und bewusst wahrnehmen, dass Sie sich jetzt gerade *selbst* das antun, was Ihnen angetan wurde, dass *Sie* jetzt gerade die Entscheidung treffen, die selbst zugefügte Grausamkeit weiterzuführen. Sie können sich auch in Erinnerung rufen, dass diese Attacke auf Sie selbst absolut nicht natürlich oder organisch ist. Sie müssen sich nicht niedermachen. Es gibt keinen Grund, das zu tun.

Die Augen zu öffnen und die Tragödie dieser anerzogenen, selbstkritischen Beziehung zu uns selbst zu erkennen ist der richtige Weg, unseren inneren Kritiker loszulassen. Sobald wir uns selbst wichtig sind und unser eigenes Leid betrauern, können wir uns nicht mehr wie zuvor fertigmachen. Es ist nicht mehr möglich. Mitgefühl für unsere eigene Erfahrung ist das wahre Gegenmittel für selbstverletzende Gedanken.

4. „Was stimmt nicht mit den anderen?“ Verbitterung, Groll und Schuldzuweisungen

Wenn wir einen zufälligen Schnappschuss davon machen würden, worauf unsere Aufmerksamkeit in einem beliebigen Moment eines beliebigen Tages gerichtet ist, besteht eine große Wahrscheinlichkeit, dass dieser Schnappschuss Gedanken daran zeigt, wie wir die Menschen, Orte und Dinge in unserer persönlichen Welt ändern können. Nur zu gern grübeln wir über diese Menschen, Orte und Dinge nach, deretwegen unser Leben nicht so aussieht, wie wir es gerne hätten, wie es sein *sollte.* Wir kauen mit Gusto darauf herum, was wir für unsere Unzufriedenheit verantwortlich machen können. Es ist eine negative Denkschleife, die vor Groll bebt und mit Schuldzuweisungen um sich wirft – kurz gesagt, sind es unsere Beschwerden.

Diese spezielle Geschmacksrichtung des negativen Denkens war mein persönlicher Favorit. Wenn ich einen Rückfall habe, ist es immer noch meine Lieblingssorte. Ich habe mehr Zeit, als mir lieb ist, damit verbracht, zu den Situationen und Leuten zurückzukehren, die mich am meisten störten: Gewisse Leute, die mich vom Glücklichsein abhielten, und was ich dagegen tun könnte – wie ich es geraderücken würde. Ich habe im mentalen Gerichtssaal unzählige Fälle ausgefochten – Beweise aufgezählt, warum mein Frust, mein Ärger und meine Unzufriedenheit gerechtfertigt waren, warum sie alle Sinn ergaben.

Ich verpasste viele Augenblicke im Hier und Jetzt, war verloren in diesem Tsunami aus all dem, was mir nicht gefiel und was ich dagegen unternehmen wollte, während das Leben an mir vorbeizog.

Auf andere zu schimpfen schadet uns am meisten

Jedes Mal, wenn eine unangenehme Situation entsteht, sind wir davon überzeugt, es sei *die eine Situation* – das Problem – im Herzen unseres Leidens. Wir denken: Wenn wir es hier unter Kontrolle kriegen und lösen können, wenn die andere Person einsieht – und ändert –, was sie in *dieser Situation* falsch gemacht hat, dann wären wir glücklich und befreit, dann hätten wir unsere gesamte Lage geklärt und im Griff, dann ginge es uns gut. Leider ist jede einzelne Unzufriedenheit *die* eine, und keine einzige davon wagen wir loszulassen. Wir kommen nie am Ende an. Der Moment, in dem wir die Lage geklärt und im Griff haben, kommt nie.

Wenn wir in einer Schuldzuweisungsschleife feststecken, verstärken wir unsere Überzeugungen darüber, was unser Leiden verursacht – wir verhärten unser Richtig und das Falsch der anderen. Unterm Strich schaffen wir uns unsere persönliche Hölle. Mit all unserem rechtschaffenen Rechthaben bauen wir uns lediglich einen Käfig aus Wut, Unzufriedenheit und unserer Opferrolle, in dem wir dann leben müssen. Unsere wasserdichte Beweisführung gegen den anderen geht auf Kosten unseres eigenen Wohlbefindens. Die andere Person oder Institution mag unserer Ansicht nach im Unrecht sein, aber wir leiden darunter – egal, wer Schuld hat. Wir setzen uns immer wieder selbst in Brand und hoffen, der andere erstickt an unserem Rauch.

Eine endlose Suche nach Erleichterung

Was also bezwecken wir mit all diesem selbst verursachten Leid? Steckt irgendwo in dieser schmerzhaften Prozedur eine positive Absicht? Ja. Unseren Groll zwanghaft wieder aufzuwärmen ist ein primitiver und fehlerhafter Versuch, uns besser zu fühlen. Wenn wir unaufhörlich darüber nachdenken und sprechen, wer und was uns nicht schmeckt, versuchen wir, das Geschehene zu verstehen und es in ein Narrativ einzupassen, das wir handhaben können. Durch unsere Wiederholungen wollen wir die negative Situation in etwas Annehmbares umwandeln, versuchen, mit etwas ins Reine zu kommen, was sich nicht rein anfühlt.

Unsere gedanklichen Beschwerden sind zugleich ein Versuch, uns selbst zu stärken. Wir fühlen uns gekränkt, schlecht behandelt oder elend, also plustern wir uns in unserem gerechten Zorn auf und tönen herum, wie schlimm man mit uns umspringt. So zeigen wir uns selbst und allen, die zuhören, dass wir etwas Besseres verdienen. Dass wir wichtig sind und nicht auf diese Weise behandelt werden sollten. Wir denken so lange weiter daran, bis wir es uns selbst bewiesen haben, was in manchen Fällen jedoch niemals passiert. Wenn wir uns klein fühlen und das Leben uns ungerecht vorkommt, konzentrieren wir uns darauf, wem wir die Schuld geben – dass wir im Recht sind und die anderen nicht. Alles in dem Versuch, uns weniger wie ein Opfer, sondern größer und besser zu fühlen.

Grübeleien über die Ursachen unseres Unglücklichseins versuchen, unseren Schmerz einzudämmen und zu isolieren. Wenn wir unseren Schmerz und Ärger mit den richtigen Gedanken einwickeln, können wir sie ordentlich in eine Box stecken, ins Regal stellen – und sie dort lassen. Wenn wir verstehen und uns erklären können, was uns ein schlechtes Gefühl gibt und warum, besteht die Hoffnung, dass es sich nicht mehr so schlecht anfühlen wird.

Wenn wir innerlich herumnörgeln, glauben wir, irgendwo in diesem Labyrinth der Klagen, vielleicht ganz tief in der Mitte, die Erleichterung zu finden, nach der wir uns so verzweifelt sehnen. Aber je mehr wir kratzen, desto mehr juckt (und blutet) es. Je tiefer wir auf der Suche nach Linderung ins Labyrinth vordringen, desto weiter entfernen wir uns von dem, was wir suchen.

Auf einer gewissen grundlegenden Ebene sind wir darauf programmiert, uns auf Störendes zu versteifen. Denn wie der Weisheitslehrer Eckhart Tolle erklärt, verbinden wir unsere Beschwerden und Beanstandungen damit, unseren Willen zu bekommen. Wenn wir als Kinder einen Wutanfall bekommen, führt das oft zu einer Veränderung der Situation, gegen die wir uns auflehnen. Wenn wir uns laut und lang genug beschweren, reiben wir unsere Eltern normalerweise auf und bekommen, was wir wollen. Als Erwachsene verhalten wir uns genauso. Wenn wir genug über unsere Situation jammern, wird sich die Situation letztlich ändern. Irgendwer irgendwo, vielleicht das Universum oder Gott oder auch die andere Person, um die es geht, wird etwas unternehmen, damit es uns besser geht, so, wie es in der Vergangenheit war. Aber da wir nicht länger unseren Eltern gegenüberstehen (die uns vermutlich nicht unglücklich sehen wollen oder zumindest nicht dabei zuhören wollen) und jetzt bei der Realität ansetzen müssen, die sich nicht um unsere Klagen schert und sich nicht aufreiben lässt, gucken wir dumm aus der Wäsche. Unsere endlosen Beschwerden verbleiben in uns, gegen uns und gegen die Realität – völlig nutzlos, wenn es um die Verbesserung unserer Lage geht.[11]

Unseren Groll wieder aufzuwärmen ist ein Versuch, mit unserem Leiden auf offene Ohren und Verständnis zu stoßen. Indem wir zwanghaft zu dem zurückkehren, was sich unfair anfühlt, liefern wir uns selbst ein verlässliches, uneingeschränktes Publikum für unsere Beschwerden, das wir oft nicht von denjenigen bekommen, die es unserer Meinung nach kümmern sollte. Indem wir uns selbst als offenes Ohr dienen, bieten wir uns Bestätigung, Anteilnahme, Bestärkung und, letztlich, Liebe. Wir fühlen unsere Verbitterung in einer Gesellschaft, die wir uns so sehnlich wünschen, die unserer Verstimmungen nie überdrüssig wird.

Und dennoch, trotz der positiven Absichten hinter dem endlosen Jammern uns selbst gegenüber haben wir mehr davon, uns einmal prüfend anzusehen, ob wir damit auch unsere Ziele erreichen.

---

11 Tolle, Eckhart. (19.02.2018). „Breaking Addiction to Negative Thinking“ [Video]. Link: ↗ https://www.youtube.com/watch?v=j91ST2gtR44 (letzter Aufruf am 02.02.2022).

Fragen Sie sich: *Fühle ich mich wirklich stärker bestätigt, indem ich über Schmerzliches nachdenke? Ziehe ich wirklich mehr Kraft daraus, über Unfaires nachzudenken? Befreien mich die Gedanken an meine Unzufriedenheit von meiner Unzufriedenheit? Verwandeln meine wütenden Gedanken meine Wut in etwas Friedlicheres?*

Wenn es Ihnen wie den meisten anderen geht, ist die Antwort ein klares Nein – durch die Bank.

Gegen die Realität anzukämpfen verändert sie nicht

Wie die griechische Sagenfigur Sisyphos, der dazu verurteilt war, für alle Ewigkeit einen riesigen Felsbrocken einen steilen Hügel hinaufzuwälzen, nur damit dieser jedes Mal sofort wieder hinunterrollte, hecheln auch wir einem Leben hinterher, in dem alles genau so ist, wie wir es wollen. Aber genau wie Sisyphos erreichen wir den Gipfel dieses Berges nie, beziehungsweise schaffen uns nie dieses Leben, in dem wir mit allem und jedem in Einklang und zufrieden sind. Wenn uns eine Sache erfreut, bröckelt gerade eine andere in sich zusammen, und so ist das Leben. Die schlechte Nachricht lautet, dass das Leben immer das Leben bleiben wird, mit Freud und Leid, mit seinen Ärgernissen und Erfüllungen. Die gute Nachricht lautet, wenn wir uns im Kopf verändern, unsere Beziehung zu unseren Gedanken verändern, dann ändert sich auch die Art, wie wir das Leben erfahren.

Hinzu kommt: Wenn wir unsere Aufmerksamkeit nach außen und auf das richten, was uns unserer Meinung nach fertigmacht, setzen wir eine ungesunde Abhängigkeit von äußeren Umständen fort. Die Annahme, unser Wohlbefinden komme voll und ganz auf unsere Situation an, macht uns machtlos, frustriert uns und lässt uns in einem anhaltenden Zustand der Zerbrechlichkeit zurück, weil wir unsere äußere Wirklichkeit niemals kontrollieren können. In der Überzeugung, der Rest der Welt sei immer die Wurzel unserer inneren Unruhe, versuchen wir verzweifelt, alles in der eigenen Hand zu haben, ein Leben zu inszenieren, in dem es immer nach unserer Nase geht – in anderen Worten ein Leben, das es nicht gibt. Solange wir uns darauf fixieren, was mit der äußeren Welt nicht stimmt, erhalten wir unser eigenes Elend aufrecht.

Ich kenne nur eine Sache, die in 100 Prozent aller Fälle zutrifft: Wenn wir gegen die Realität ankämpfen, gewinnt die Realität. Wir setzen unseren Ärger als Waffe gegen die Realität ein. Verlässlich wie immer gewinnt die Realität, jedes Mal, was bedeutet, wir verlieren.

Es wird möglich, sich aus Ihrem unzufriedenheitsfixierten Denken zu befreien, wenn Sie herausfinden, dass Ihr innerer Kampf mit der Realität diese nie geändert hat und auch nie ändern wird. Wenn Sie nicht mehr in einem Zustand der Feindseligkeit gegenüber dem Gegebenen leben – sich nicht mehr dagegen stemmen, wie die Dinge liegen –, üben Sie sich im Akzeptieren und erfahren eine neue Ebene des Friedens. Das bedeutet nicht, dass Sie nicht mehr versuchen sollten zu ändern, was Ihnen nicht gefällt, aber es bedeutet die Entscheidung, nicht mehr gegen die Tatsache anzukämpfen, dass das Leben gerade so *ist,* wie es ist – das hier *ist* die Realität, ob es Ihnen gefällt oder nicht.

Was immer Sie äußerlich stört (egal, wie verlockend das Problem ist), ist eigentlich auch ein Tor zu etwas, das Sie innerlich bedroht. Wir verändern die Beziehung zu unseren Gedanken, wenn wir unsere Aufmerksamkeit davon weglenken, worüber unsere Gedanken sprechen – über wen und was wir uns ärgern —, und uns unserer Erfahrung und uns selbst zuwenden. Es geht hierbei nicht darum, statt jemand oder etwas anderem uns selbst die Schuld zu geben, sondern darum, Ihre verbitterten Gedanken als Gelegenheiten zu nutzen, mit Ihren eigenen Gefühlen und Ängsten Kontakt aufzunehmen und Ihr Verständnis des wahren Problems zu vertiefen.

Sobald Sie akzeptieren, dass Ihr Leid in Wirklichkeit nicht vom neusten Objekt Ihrer Unzufriedenheit verursacht wird, fühlen Sie sich weniger schnell wie ein Opfer von Lebensumständen und haben weniger darunter zu leiden. Wenn Sie nicht mehr auf jene Gedanken hören, die Ihnen weismachen, die *anderen* seien das Problem, die *anderen* machten Sie fertig, die *anderen* müssten etwas ändern, damit Sie sich gut fühlen, dann werden die *anderen* weniger problematisch.

Wenn Sie sich das nächste Mal über etwas ärgern und sich beschweren, lenken Sie Ihre Aufmerksamkeit weg vom Objekt Ihres Missfallens, von dem, was Ihrer Meinung nach Ihre Unzufriedenheit verursacht. Richten Sie den Blick nach innen.

Fragen Sie sich: *Welche Gefühle, Schmerzen oder Ängste löst diese Situation oder Person in mir aus? Setzt mich diese Situation Erniedrigung aus, Unzulänglichkeit, Verlust …? Fühle ich mich dadurch ungeliebt, nicht wahrgenommen, unwichtig oder etwas anderes? Woran erinnert mich dieses Gefühl?*

Wir erfahren kein Leid, stattdessen erleiden wir unsere Erfahrung.[12] Es ist nicht unsere Situation, die unser Leid verursacht. Was ich hier nahelege, soll nicht die Brutalität dessen herunterspielen, was wir manchmal erleben müssen. Unsere Lebensum-

12 Aus den Lehren von Mooji. Website: ↗ http://www.mooj.org (letzter Aufruf am 02.02.2022).

stände können eine ungeheuerliche Herausforderung sein; ich bin durch Situationen gegangen, die so sehr wehgetan haben, dass ich mir nicht sicher war, sie überstehen zu können, und genauso habe ich andere durch solche Umstände begleitet. Ob wir fortwährend leiden – ob es uns gut geht oder nicht –, wird durch nichts mehr bestimmt als dadurch, *wie* wir mit unseren Lebensumständen umgehen, was letztlich die Beziehung wiedergibt, die wir zu unserer eigenen Erfahrung schaffen.

Ihre Klagen sind Ihre Lehrer – dazu da, Ihnen die Natur Ihres wahren Leidens aufzuzeigen und beizubringen, wo Sie wahre Freiheit finden können. Zufriedenheit wird möglich, wenn Sie sich selbst erlauben, sich nicht mehr darauf zu fixieren, wer und was dieser Zufriedenheit im Weg steht, und stattdessen die Aufgabe anpacken, sie zu erschaffen, egal, was irgendjemand anderes vorhat.

Indem Sie auf Ihre eigene Straßenseite achten, statt alle anderen Straßen der Nachbarschaft zu kehren, werden Sie herausfinden, dass Sie Zufriedenheit in einem Leben finden können, das auch Dinge enthält, die Sie nicht mögen oder sich anders wünschen würden. Denken Sie nicht mehr so viel über das „Problem" nach und machen Sie keine Bestandsaufnahme vom Rest der Welt – diagnostizieren und reparieren Sie nicht den *Grund* für Ihre Unzufriedenheit. Wenden Sie sich stattdessen Ihrer eigenen Reaktion und Einstellung zu; kümmern Sie sich darum, wer Sie in einer Welt *sein* wollen, die *immer* etwas zu wünschen übrig lassen wird. Dann können Sie sich ein gutes Leben schaffen, ohne jemanden oder etwas ändern zu müssen.

Dann werden Herausforderungen zu Gelegenheiten – darin, etwas anders zu machen, jemand anders zu sein und sich über Ihre gewohnten Muster hinaus zu strecken. Sie können sogar lernen, problematischen Situationen und Leuten wohlwollend entgegenzublicken, weil Sie an ihnen üben können zu sein, wer Sie sein möchten – Ihr bestes Ich. Wenn Sie die Kamera auf sich selbst richten, erobern Sie Ihre Macht zurück; Sie gewinnen wieder das Recht und die Fähigkeit zu der Entscheidung, auf welche Weise Sie am Leben teilnehmen wollen.

Durchs Scheitern zu Freiheit

Was uns auf dem Weg Richtung Freiheit vorwärts bringt, ist das Scheitern. Nur wenig von dem zwanghaften Denken, Wiederaufwärmen, Grübeln, Einstudieren, Argumentieren, Erklären und Kontrollieren verbessert tatsächlich etwas an den Beziehungen oder Situationen, die uns beschäftigen. Fast nichts davon führt zu wirklichen Veränderungen. Unsere Grübeleien machen es sogar noch schlimmer, denn wir sind dadurch tiefer in dem versunken, was wir als falsch empfinden, und daher weniger präsent und empfänglich für das, was eigentlich passiert. Was erreichen wir mit all den Stunden und Tagen, die wir mit Nachdenken über Störendes verbringen? Es stört uns noch mehr. Wir fallen damit zunächst einmal uns selbst in den Rücken.

Obwohl Sie auf einer gewissen Ebene glauben, sich selbst mit der Suche nach Lösungen für Ihre Probleme weiterzuhelfen, sind Sie bestimmt auch erschöpft, gelangweilt von Ihren eigenen Gedanken und haben die Nase voll davon, sich so zu fühlen. Erst wenn Sie es nicht mehr aushalten, so weiterzumachen, sich nicht mehr ständig die gleichen Geschichten anhören wollen, verschreiben Sie sich wirklich sich selbst. Sobald Sie spüren, dass ein altes (oder neues) Gefühl von Groll oder Kummer Ihre Aufmerksamkeit auf sich zieht, geben Sie sich selbst das Versprechen, bewusst etwas anderes zu machen.

ÜBUNG: Augenblicke der Entscheidung

Wenn Sie das nächste Mal kurz davor sind, sich von Ihren Gedanken in den Sumpf ziehen zu lassen, halten Sie einen Moment inne und treffen Sie eine andere Entscheidung. Folgen Sie diesen Schritten.

1. Erkennen Sie Ihre verworrenen Gedanken an. Lassen Sie sich nicht auf ihren Inhalt ein, aber nehmen Sie bewusst Notiz davon, dass sie vorhanden sind.
2. Erinnern Sie sich daran: Wenn Sie diesen Gedanken folgen, mit auf ihre Achterbahnfahrt gehen, dann werden Sie darunter leiden – so viel steht fest.
3. Egal, wie verlockend und glaubhaft die negativen Gedanken Ihnen vorkommen mögen, sagen Sie bewusst Nein – lehnen Sie ihre Einladung ab. Sprechen Sie es laut aus: „Das werde ich nicht tun – ich werde diese Geschichte nicht mit meiner Aufmerksamkeit füttern."
4. Atmen Sie tief durch. Spüren Sie Ihren Sinneseindrücken nach. Pferchen Sie Ihre Aufmerksamkeit an dem Ort ein, an dem Ihre Füße stehen.
5. Tun Sie das wieder und wieder und immer wieder.

Es ist wichtig, sofort mit dieser Übung zu beginnen, sobald Sie die Negativität heranpoltern spüren, die Gedanken direkt am Tor abzufangen, bevor sie an Kraft gewinnen können. Je länger Ihre Gedanken herumtönen und für sich werben, desto wahrscheinlicher bekommen sie Sie in die Klauen, und dann müssen Sie wieder einmal aus dem Labyrinth herausfinden. Also fangen Sie früh an, seien Sie konsequent und unerbittlich.

Durch diese simple, aber radikale Übung entdecken wir etwas wunderbar Überraschendes, und zwar: Wenn wir uns konsequent von den negativen Gedanken und Geschichten in unserem Kopf abwenden, fühlen wir uns tatsächlich freier und glücklicher. Ebenso fühlen wir uns von einer größeren Quelle der Weisheit und sogar Liebe angeleitet. Schon diese simple Entscheidung zu unseren Gunsten, für unser eigenes Wohlbefinden, beschert uns einen Moment Erlösung. Und ganz nebenbei stolpern wir außerdem in die Feststellung hinein, dass wir unser Leben verändern können, wenn wir die Art der Beziehung zu unseren Gedanken bewusst wählen. Wir alle können uns die Art innerliche Lebenswelt schaffen, die wir uns wünschen.

Sie sind in der Lage, diesen Schritt zu gehen und diese tiefgreifende Entscheidung zu treffen. Es mag nicht die naheliegendste oder intuitivste Entscheidung sein, sich von den negativen Gedanken abzuwenden, die so verführerisch und einladend damit locken, angeblich das Problem zu lösen. Um Ihre Unzufriedenheit nicht länger zu füttern, braucht es bewusste Wahrnehmung, Überzeugung und den Wunsch, sich kein weiteres Leid mehr aufzuhalsen. Lassen Sie mich das noch einmal wiederholen: sich kein weiteres Leid mehr aufzuhalsen. Nur mit etwas Mut können Sie sich ins Unbekannte wagen, etwas ausprobieren, von dem Sie noch nicht wissen, ob es funktionieren wird, und das zurückweisen, von dem Ihr Kopf sagt, dass Sie darüber nachdenken *sollten*. Der Prozess, sich davon ab- und etwas anderem zuzuwenden, hängt an Ihrer Bereitschaft zu Veränderung – selbst wenn es dafür keinen anderen Grund gibt, als dass Sie das Alte nicht mehr ertragen.

Sich der eigenen Freiheit bewusst werden

Bei diesem Prozess wachen Sie auf und sehen klar und deutlich, dass Sie sich selbst unglücklich machen. Die Giftstoffe, die Sie aufnehmen, sind Ihre eigenen Gedanken. Mit dem gegenwärtigen Augenblick ist für gewöhnlich alles in Ordnung, aber Sie versetzen ihn aktiv mit Unzufriedenheit. Dieses Zusammenspiel zu verstehen, vollständig und unversöhnlich, lässt Ihnen keine andere Möglichkeit, als „Stopp" zu sagen und sich das nicht länger selbst anzutun. – Und das ist befreiend, aufzuwachen und das Versagen zwanghaften Denkens als Weg zum Glücklichsein zu erkennen.

Irgendwo tief in uns, kaum noch im Bereich des Bewussten, glauben wir daran, dass das Loslassen unserer Verbitterung gleichbedeutend ist mit dem Ende unseres Leids. Vordergründiger glauben wir, dass wir uns direkt mit den Inhalten unserer Unzufriedenheit beschäftigen müssen, ins Detail gehen und sie lösen müssen. Wir denken, dass das Denken der einzige Weg zu einer Lösung und zur Linderung unseres Leids ist. Doch da täuschen wir uns. Wenn wir einsehen, dass mehr Denken unsere Probleme nicht aus der Welt schaffen wird, lassen wir los und bieten uns ein anderes Erfahren des Lebens an. Letztlich hören wir damit auf, kontrollieren und ändern zu wollen, was außerhalb unserer Kontrolle und unseres Einflusses liegt. Uns vom

Leiden abzuwenden ist wahrhaftig ein Akt tiefer Güte uns selbst gegenüber. Was uns wie emotionale Selbstvernachlässigung vorkommt, wie der Wegfall unseres Mitgefühls für uns selbst, stellt sich als genaues Gegenteil davon heraus: als ein Ausdruck der Selbstliebe.

Am merkwürdigsten, unintuitivsten Ort versteckt liegt die Antwort auf unser selbst aufgebürdetes Leiden. Keine Lösung für das konkret vorliegende Problem, die Situation, die wir meinen, geradebiegen zu müssen, aber eine Lösung, um das Leben auf neue Weise erfahren zu können. Um unsere Realität zu verändern, hätten wir die ganze Zeit über zu der Realität zurückkehren müssen, die bereits hier ist. Der gegenwärtige Augenblick hat die ganze Zeit über auf uns gewartet, aber wir müssen erst immer und immer wieder scheitern, um ihn sehen zu können.

ÜBUNG: Eine Pause einlegen

Suchen Sie sich ein Problem aus, mit dem Sie gerade kämpfen ... kein traumatisches Problem, sondern einfach etwas, über das Sie immer wieder nachdenken, das Sie nervt.

1. Geben Sie sich zum Übungszweck einfach mal die Erlaubnis, mit den Lösungsversuchen *aufzuhören*. Sagen Sie sich: „Jetzt gerade muss ich das nicht knacken. Der nächste richtige Schritt ist jetzt nicht relevant." Gönnen Sie sich einen Moment lang eine Pause von jeglichem Beheben.
2. Erlauben Sie sich, in dieser Blase der Erleichterung zu ruhen.
3. Spüren Sie, wie es sich anfühlt, bei der Problemlösung gerade mal keinen Dienst zu haben.
4. Stellen Sie fest, dass dieser problemfreie Raum voll und ganz von Ihnen selbst geschaffen wurde, nicht durch irgendeine Veränderung in der Problemlage.

Als Übung erscheint das Ablehnen der Einladung ins Negativitätslabyrinth vielleicht zunächst als geradezu lächerlich simpel und leicht, zu simpel und leicht, um wirklich Abhilfe schaffen zu können. Der Kopf bevorzugt Komplexität und vertraut eher auf sie. (Der Kopf und Komplexität bilden von Natur aus ein Gespann.) Doch die Erfahrung und Weisheit aus dem Leiden, die es braucht, um diese Übung umzusetzen, sind alles andere als simpel oder leicht. Nach zahllosen Stunden, in denen ich darüber nachgedacht habe, wie ich meinen Ärger in den Griff kriegen kann, wurde mir Folgendes klar, und hoffentlich verhilft Ihnen diese Übung zum gleichen Fazit: Ich kann mich, wir können uns durch mehr Kontrolle oder mehr Denken nicht gut fühlen.

Ich gebe Ihnen die Erlaubnis (und lege Ihnen ausdrücklich nahe), sich von den Gründen Ihrer Unzufriedenheit abzuwenden und wieder an Ihrem Leben teilzunehmen, dort zu sein, wo Ihre Füße in diesem Moment stehen. Sie suchen nicht nach Ausreden, weichen Ihren Problemen nicht aus, leugnen keine Tatsachen, wählen keinen einfachen Ausweg, geben sich selbst nicht auf und vernachlässigen sich auch nicht. Tatsächlich wählen Sie den Weg der Weisheit und des Selbstmitgefühls, wenn Sie die selbst erschaffene Hölle auf Erden in Ihrem eigenen Kopf nicht mehr länger aufrechterhalten und sich für die Freiheit entscheiden.

Wenn wir aufhören

Es geschieht etwas Wundervolles, wenn wir damit aufhören, uns zwanghaft aus Problemen herausdenken zu wollen: Unsere Probleme neigen dazu, weniger problematisch zu werden. Und noch erstaunlicher: Lösungen, die wir uns nicht hätten ausdenken können, erscheinen wie von allein. Wenn wir tief im Labyrinth stecken, können wir nicht glauben, dass etwas anderes als unser eigener Verstand uns dort wieder herausholen kann. Wir vertrauen allein auf unser Denken, so, wie man es uns beigebracht hat. Aber wenn wir erst einmal dahinterkommen – dass Denken uns nicht in die Freiheit führen wird, wenn wir endlich nachgeben und akzeptieren, dass wir uns nicht mental aus dem Leiden herausboxen können –, dann kommt etwas anderes zum Vorschein und zeigt uns einen anderen Weg, einen Weg, den wir nie hätten erdenken können.

Aber hier kommt der springende Punkt. Sie können das nicht *anpacken.* Sie können nur damit aufhören, dahinterkommen zu wollen, sich umdrehen und den Weg frei machen.

ÜBUNG: Erinnern Sie sich an Ihre Motivation

Legen Sie für sich selbst ein einfaches Mantra fest, also einen Spruch, der Ihnen hilft, wenn Sie ihn oft wiederholen. Sie können ihn sich selbst innerlich vorsagen oder laut aussprechen ... einmal am Tag oder fünfhundertmal. Er kann wie folgt lauten:

Ich möchte nicht leiden. Ich möchte glücklich sein. Ich möchte Frieden erfahren. Ich möchte frei sein.

Sie können Wörter umtauschen, damit das Mantra für Sie richtig passt, es verkürzen oder erweitern. Unabhängig von den genauen Worten, sprechen Sie es aus und handeln Sie danach. Es ist ein Wunsch nach Ihrem eigenen Wohlbefinden, nach dem Ende Ihres Leids. Es ist ein Geschenk, das Ihre Beziehung mit sich selbst und daher Ihre Beziehung zu allem und allen anderen verändert – einschließlich Ihrer Gedanken.

Denken Sie daran, Sie tun etwas Neues und Tiefgreifendes. Sie programmieren sozusagen Ihren Kopf um – bilden neue mentale Gewohnheiten und Verbindungen in Ihrem Gehirn aus. Das fordert Mühe und Überzeugung; anfangs wird es sich nicht natürlich anfühlen. Ihr Kopf wird Sie zurückholen wollen und sich jede Menge verlockende Gründe ausdenken, warum Sie weiter auf Ihren Problemen herumkauen sollten. Der Kopf hat immer schon negativ gedacht. Aber halten Sie durch, stehen Sie fest zu Ihrem *Nein* – erinnern Sie sich daran, wohin es Sie jedes Mal führt, wenn Sie Ihren negativen Gedanken nachgehen. Stellen Sie sich Ihren Groll, Ihren Kummer und Ihre Verbitterung als Post-it-Zettel vor, die Sie dazu auffordern, zu Ihren Sinnen heimzukehren, Ihr Bewusstsein aus dem Kopf und in den Körper sinken zu lassen. Denken Sie daran, dass Sie nicht leiden wollen. Denken Sie daran, dass Sie glücklich sein wollen.

5. „Was, wenn es schiefgeht?“ Angst, Sorgen und Schwarzmalerei

Während Selbstkritik, Groll und Verbitterung sich hauptsächlich auf die Vergangenheit konzentrieren, richtet sich negatives Denken in Form von Angst, Sorgen und Schwarzmalerei in die Zukunft. Mit Schwarzmalerei schaffen wir im Kopf Katastrophen, die in Wirklichkeit gar nicht existieren – wir erfinden, malen uns aus, steigern uns hinein und leiden darunter, was schiefgehen könnte. Und natürlich ergänzen und schmücken wir diese imaginären Katastrophen mit all den möglichen Maßnahmen, wie wir sie verhindern oder über sie hinwegkommen können.

Mark Twain, vermutlich selbst ein Schwarzmaler, hat es mit diesem ihm zugeschriebenen Zitat gut auf den Punkt gebracht: „Ich bin ein alter Mann und habe viel Schreckliches erlebt, aber zum Glück ist das meiste davon nie eingetroffen.“ Wir erfahren so viele entsetzliche, furchteinflößende Situationen, durchleben jahrelang aktiv ein Desaster nach dem anderen, und doch spielt sich viel dieses Horrors nicht im wahren Leben ab und wird sich dort auch nicht mehr abspielen. Er existiert lediglich innerhalb unseres Kopfes.

Ramona ist Medizinstudentin im vierten Jahr und eine klassische Schwarzmalerin. Seit Beginn ihres Studiums macht sie sich Sorgen darüber und plant für den Fall, dass sie ihre Abschlussprüfung nicht besteht. Sie überlegt sich, in welchem Restaurant sie kellnern wird und ob sie bedingt durch ihre Studienschulden, die sie dann unmöglich zurückzahlen kann, als Obdachlose enden wird. Ramona lebt diese imaginären Szenarios aus, als müssten sie tatsächlich passieren.

Wenn man sich einmal die Wirklichkeit anschaut, findet man Ramona in den oberen fünf Prozent ihres Jahrgangs. Die Wahrscheinlichkeit, dass sie ihre Abschlussprüfung nicht besteht, bewegt sich nahe der Null. Doch in den Fängen des Katastrophendenkens ist die Realität kein Faktor bei der Aufstellung von Zukunftsprognosen oder bei der Feststellung, was wahr ist. Der Kopf besteht darauf, sich auf den schlimmsten, furchterregendsten denkbaren Ausgang der Dinge vorzubereiten, und egal, wie unwahrscheinlich der eigentlich ist, wird er als sicher betrachtet.

So viele von uns flößen sich selbst und ihrem Nervensystem Angst ein. Wir zwingen uns, mit dem Schlimmsten zu leben, obwohl es vielleicht gar nicht passiert und auf alle Fälle bisher nicht passiert ist. Wenn vor uns ein unbeschriebenes Blatt und eine unbekannte Zukunft liegen, warum entscheiden wir uns dafür, sie mit einer Geschichte zu beschreiben, die von Katastrophen und Schrecken geprägt ist?

Sich dem Unbekannten stellen

Ähnlich wie die selbstkritischen Gedanken, die uns von unserem unausweichlichen Scheitern überzeugen, wollen uns schwarzmalerische Gedanken einreden, dass unsere Zukunft unvermeidlich in einer Katastrophe münden wird. Wieder einmal rühren die Gedanken von dem Gefühl her, der Unsicherheit über eine ungewisse Zukunft machtlos und sorgenvoll gegenüberzustehen. In dieser misslichen Lage und ohne eine Möglichkeit, etwas gegen die Ungewissheit unternehmen zu können, verleihen wir der Situation etwas, womit wir uns wohler fühlen, was wir kennen – die Gewissheit eines schlimmen Schicksals. Sobald wir wissen, dass alles böse enden wird, haben wir das Problem gelöst. Und als Bonus kann sich unser Kopf nun mit seiner Lieblingsaktivität beschäftigen: sich über kommende Katastrophen Sorgen zu machen und sich auf sie vorzubereiten. Die Angst vor dem Unbekannten wird erfolgreich mit der weit überschaubareren Angst vor dem ersetzt, was wir gegen die bevorstehende Katastrophe tun können oder tun müssen.

Manche Menschen füllen das Unbekannte auch mit einer strahlend positiven Geschichte, wenn die Ungewissheit wieder einmal Unbehagen hervorruft. Es wird ein Wahnsinnserfolg, wir werden alles bekommen, was wir wollen, und sogar noch mehr. Na klar, wenn wir uns schon eine Geschichte über die Zukunft ausdenken, warum dann nicht eine märchenhafte statt eine grauenerregende? Aber wenn wir uns ehrlich vom zwanghaften Denken befreien wollen, müssen wir akzeptieren, dass weder die positive noch die negative Erzählung wirklich stimmen; die Zukunft folgt keinem Drehbuch. Beide Geschichten wollen ein Gefühl der Kontrolle erzeugen. Unser „Was wäre, wenn" in Bezug auf die Zukunft ist eigentlich bloß ein Ersatz für „Was wird geschehen?" – Wir wissen es nicht. Wir können nichts mit einer Realität anstellen, die noch keine Realität ist. Wir können nicht detailreich mit etwas planen, das nicht existiert. Wir können nichts weiter tun, als in Ungewissheit abzuwarten.

Je weiter Sie sich im Was-wäre-wenn-Denken verirrt haben, desto stärker müssen Sie sich aus der Zukunft und in die Gegenwart zurückreißen – ins Jetzt, zu den Entscheidungen, die Sie heute treffen. Das fängt damit an, das Gefühl der Ungewissheit akzeptieren zu können.

Es liegt eine Dringlichkeit darin, das „Ich weiß es nicht" einzuüben, denn wenn wir erst einmal von der Zukunft als Katastrophe überzeugt sind, unternehmen wir nicht mehr die notwendigen Schritte hin zu unserer eigentlichen Wunschzukunft. Wenn wir uns im Was-wäre-wenn-Denken verfangen, fühlen wir uns hilflos und dem Untergang geweiht und folglich von unserer gegenwärtigen Realität und unserer Rolle darin abgetrennt. Wir vergessen, dass unser Verhalten heute am allermeisten beeinflusst, was das Morgen bringt, dass wir etwas bewirken können und ein Wörtchen dabei mitzureden haben, wie unsere Zukunft sich entfaltet. Wenn wir schwarzmalen, entfliehen wir nicht nur der Ungewissheit, sondern auch unserer aktuellen Verantwortung. Wir weichen aus, worauf wir uns konzentrieren sollten, um die Zukunft zu erzielen, die wir uns wünschen.

Was an dieser Form des negativen Denkens besonders verblüfft, ist seine völlige Sinnlosigkeit. Das Leben hält schon genug reale Katastrophen bereit, ohne dass wir uns noch eigene dazudenken. Wir brauchen keine schaurige Warteliste der potenziellen Desaster, damit uns nicht langweilig wird – das Leben steckt voller unerwarteter, beängstigender Wirklichkeiten, ganz ohne unser Zutun.

Es stimmt ja, dass wir keine Kontrolle über das haben, was vor uns liegt, aber wir können mit unseren heutigen Handlungen sehr wohl einen Einfluss darauf ausüben. Wenn meine Klientin Ramona also wieder in den Mahlstrom einer Zukunft gerät, in der sie eine unrettbar verschuldete Obdachlose ist, frage ich sie, wie viel sie heute schon für ihre Abschlussprüfung gelernt hat und ob sie das für genug hält. Man weist die Schwarzmalerei am besten mit ganz bodenständigen, in der Realität verankerten Nachforschungen in die Schranken.

Fragen Sie sich: *Tue ich alles, was momentan in meiner Macht steht, um die Zukunft zu ermöglichen, die ich mir wünsche? Habe ich jede Möglichkeit abgeklappert? Worum kümmere ich mich nicht, nur weil ich beschlossen habe, dass es sowieso hoffnungslos ist?*

Vielleicht ist es an der Zeit, Ihre Aufmerksamkeit den Schritten zuzuwenden, die Sie – jetzt – unternehmen können. Etwas anderes als Ihren Beitrag im jetzigen Moment können Sie niemals leisten. Sich von exzessivem Denken zu befreien bedeutet nicht nur, dem Drang einer Erzählung über die Zukunft zu widerstehen, sondern auch, aktiv alles dafür zu geben, den gewünschten Ausgang herbeizuführen. Achten Sie darauf, wie Sie sich jetzt gerade verhalten, und lassen Sie das Ergebnis los. Lesen Sie diesen Satz noch einmal.

Bemühungen, vorbereitet zu sein

Schwarzmalerei ist außerdem ein Mittel, um uns auf potenzielle Katastrophen vorzubereiten. Wir bilden uns ein, unsere negativen Denkschleifen halten uns fit, damit wir für die Hölle gewappnet sind, wenn sie über uns hereinbricht. Wir spielen jedes erdenkliche Negativszenario durch, um von der Zukunft auch ganz sicher nicht überrascht oder aus dem Hinterhalt überfallen zu werden. Schwarzmalerei ist ein fehlgeleiteter Versuch, uns zu rüsten und bereit zu machen.

Wieder einmal müssen wir uns jedoch fragen, ob unsere innerlichen Vorbereitungen tatsächlich dabei helfen, mit negativen Ausgängen umzugehen, wenn – und falls – diese wirklich eintreffen. Werden wir durch das Vorkauen einer Katastrophe besser oder fähiger darin, sie zu durchleben, wenn sie tatsächlich da ist? In Wirklichkeit stellen wir mit unserem Was-wäre-wenn-Denken einzig und allein sicher, das Desaster mindestens einmal zu erleben. Dank unserer gedanklichen Generalprobe muss uns die Erfahrung der Katastrophe nicht entgehen, selbst wenn sie im wahren Leben nie geschieht. Doch mit solchen Vorbereitungen laugen wir uns mental und emotional aus, erschöpfen unsere Nerven, indem wir unseren Kopf und Körper durch die Katastrophe zwingen, die vielleicht niemals passiert.

Ich habe noch nie jemanden sagen hören: „Oh, was bin ich froh, dass ich mir über dieses Fiasko schon im Voraus Sorgen gemacht habe. Wow, die Grübeleien zahlen sich jetzt wirklich dabei aus, mit dem Desaster klarzukommen.“ Genauso wenig ist mir schon mal ein Fall begegnet, bei dem die Katastrophe, die die Person immer wieder im Kopf durchgespielt hat, die gleiche Katastrophe war, die dann im wahren Leben eingetreten ist. Das Desaster, das wir uns vorstellen, hat nie exakt die Form oder Farbe von dem, das tatsächlich passiert, wenn überhaupt eins passiert. So oder so sind unsere Vorbereitungen reine Zeitverschwendung. Wir rüsten uns immer für etwas anderes, als uns dann wirklich begegnet.

Wahrscheinlichkeiten abschätzen

Schwarzmalerische Gedanken kapern unseren gegenwärtigen Augenblick und halten uns gleichzeitig in unserer Angst gefangen. Wenn wir schwarzmalen, nehmen wir quasi ein frisches, unbedarftes Jetzt und stopfen es mit negativen Prognosen voll. Diese Prognosen mögen die Zukunft betreffen, aber sie wirken hier und jetzt. Wir denken in diesem Moment über die katastrophale Zukunft nach. Unsere angstbasierten, zukunftsgerichteten Gedanken vergiften den gegenwärtigen Augenblick und verwandeln ihn in etwas Fürchterliches und frei Erfundenes, das er gar nicht ist.

Wenn wir uns selbst eingeredet haben, dass etwas Schreckliches auf uns zusteuert, haben wir gemeinhin das Gefühl für Wahrscheinlichkeit verloren. Wahrscheinlichkeit ist ein simpler, aber robuster Ansatz, sie kann Ihnen im Tsunami der Schwarzmalerei als Rettungsweste dienen.

Sarah und ich arbeiteten schon lange zusammen, und ich kannte ihre innere Hypochonderin nur zu gut. Sarah dachte sehr viel über Krankheiten nach und hatte sich schon vielfach die eine oder andere tödliche Diagnose gestellt. Jedes neue Gefühl und jede körperliche Veränderung ließ sie panisch das Internet nach einer Erklärung durchforsten. Bald darauf war sie überzeugt, nicht mehr lange zu leben zu haben. Ich hatte diesen Prozess schon oft mit Sarah durchlaufen, und jedes Mal stürzte sie Hals über Kopf hinein und machte gedanklich schon ihr Testament. Sarah glaubte fest an ihre schwarzmalerischen Gedanken und nahm sich ihnen pflichtbewusst an. In ihrer Wahrnehmung waren die Gedanken nicht bloß Gedanken, sondern bittere Realität.

Während einem dieser Hals-über-Kopf-Ausflüge glaubte Sarah, an einer tödlichen Autoimmunerkankung zu leiden, die nicht nur sehr selten war, sondern auch vor allem bei Menschen über 50 vorkam (sie war in den Dreißigern). Ich fragte sie, ob sie fürs Erste bereit wäre, nach Wahrscheinlichkeiten zu gehen, da wir ja nicht sicher wussten, dass sie an dieser Krankheit sterben würde. Ob wir uns erlauben könnten, das statistisch Wahrscheinlichste anzunehmen, solange wir keine unwiderlegbaren Beweise für das Gegenteil hatten. Ich schlug Sarah diesen simplen Ansatz vor, und bemerkenswerterweise war sie damit in der Lage, etwas Ruhe zu finden und den Klammergriff um ihr Was-wäre-wenn-Denken zu lösen. Vorerst zumindest würde sie den Zahlen das letzte Wort überlassen, das Wahrscheinliche ihre Realität sein lassen.

Pattys Schwarzmalerei hingegen hatte sie zu der Überzeugung gebracht, ihre Teenager-Tochter würde es nie aufs College schaffen. Sie würde „für den Rest ihres Lebens auf dem Sofa liegen und fernsehen" – in Pattys Wohnzimmer. Diese Mutter überlegte bereits hin und her, wie sie ohne Gewissensbisse in den Urlaub fahren könnte, während ihre Tochter „auf dem Sofa" zurückblieb, oder wie sie jemals Dates mit nach Hause bringen sollte, wo die reglose Gestalt ihrer Tochter bis in alle Ewigkeit warten würde.

Als Erstes fragte ich Patty, ob sie erst einmal nur anerkennen könne, dass sie in einen ziemlich heftigen Sturm des Was-wäre-wenn-Denkens geraten war – in einer unbekannten, ungewissen Zukunft, in der allein das Desaster feststand. Ich lud sie ein, eine Pause von dieser Erzählung zu machen und sich selbst ein wenig Mitgefühl dafür zu zeigen, in was für einer schwierigen Situation sie sich gerade befand. Nicht die Situation, die sie sich vorstellte, sondern die Situation, in dieser Was-wäre-wenn-Denkschleife gefangen zu sein. Dazu war sie in der Lage, und schon kamen die Tränen.

Ein paar Minuten darauf fragte ich, ob sie auch bereit sei, die Wahrscheinlichkeit dieses Szenarios zu betrachten. Nicht nach den Maßstäben ihres derzeit schwarzmalerischen Kopfes, sondern nach den bisherigen Statistiken an der Schule ihrer Tochter. Hatte es dort schon jemals Schüler:innen gegeben, die es auf gar kein College geschafft hatten? Wenn ja, wie viele? Sie erzählte mir, das sei noch nie vorgekommen. Ich fragte, ob sie die Wahrscheinlichkeit nicht auch für gering halte, dass ihre Tochter die erste Person in der Geschichte der Schule sein würde, die nirgendwo angenommen würde. Sie stimmte mir zu. Dann fragte ich, ob es Colleges gab, die unabhängig von Schulnoten so ziemlich jeden annahmen. Wieder ja. Ermutigt von diesem Verlauf stellte ich eine letzte Frage: War sie bereit, in der Wahrscheinlichkeit zu leben, dass sie und ihre Tochter sich gar nicht so sehr von all den anderen unterschieden, die vor ihnen diesen Weg bestritten hatten? Konnte sie Ruhe in dem finden, was (höchst-)wahrscheinlich war, zumindest bis wir irgendwelche Informationen erhalten würden, die das Gegenteil bewiesen? Sie kam an Bord, und innerhalb weniger Augenblicke verflossen die schwarzmalerischen Gedanken aus ihrem Bewusstsein.

Debra wiederum litt an einer Art besonderer schwarzmalerischer Selbstwahrnehmung, die ihr Was-wäre-wenn-Denken untermauerte. Sie hatte sich eingeredet, sie würde eine noch nie da gewesene Reaktion auf ein Medikament zeigen, das der Arzt ihr nach einem kleineren Eingriff geben würde. Zweifellos würde ihr Körper auf dieses bewährte Mittel ganz anders ansprechen als die Millionen von Menschen, die es schon jahrzehntelang bekommen hatten. Als ich sie fragte, warum sie sich für so verschieden von allen anderen hielt, warum sie auf so schlimme Weise besonders sein sollte, musste sie lachen. Die Vorstellung, dass wir die verfluchten schwarzen Schafe sind, allerdings die verfluchten schwarzen Schafe im Zentrum des Universums – dass auf uns etwas grundsätzlich anderes zutrifft als auf alle anderen –, ist mitverantwortlich für die Macht unserer Was-wäre-wenn-Gedanken. Wir müssen uns daran erinnern, dass wir in Sachen Unglück gar nicht so einzigartig und auserwählt sind. Wenn es anderen auf eine Weise ergeht, besteht eine gute Chance, dass es uns genauso ergeht.

Wenn wir uns einer Situation des Unbekannten gegenübersehen, können wir uns aktiv für Wahrscheinlichkeiten anstelle unserer eigenen verzerrten Vorstellungen entscheiden, für Erfahrungswerte als Leitfaden im Ungewissen, und wir können uns daran erinnern, dass wir uns gar nicht so sehr von anderen unterscheiden.

Fragen Sie sich: *Gibt es gerade eine Situation, in der es mir guttäte zu überlegen, mit welcher Wahrscheinlichkeit meine Vorstellungen von der Zukunft tatsächlich eintreffen werden?*

Wenn ja, nehmen Sie sich einen Moment Zeit und legen Sie sich selbst diese Realität dar, ohne Zusatzerzählung, und nehmen Sie diese als Ersatz für die Geschichte in Ihrem Kopf.

Einfach nur das Jetzt bewältigen

Susan und ihr Ehemann hatten beschlossen, sich scheiden zu lassen. Es war eine traurige und stressige Zeit: Keiner von beiden war glücklich mit der Entscheidung, aber so, wie sie es sahen, gab es keine andere Möglichkeit mehr. Mit drei kleinen Kindern und gemeinsamem Besitz gab es tausend Dinge zu regeln, um diese zwei Jahrzehnte lange Beziehung aufzulösen. Ihre Leben waren auf jede erdenkliche Art ineinander verschlungen. Verständlicherweise graute es Sue vor Angst. Sie wusste genau, ihr Leben würde komplett auf den Kopf gestellt werden. Ihre Gedanken versuchten in dieser Situation, die sich völlig außerhalb ihrer Kontrolle anfühlte, etwas beherrschen zu können, und fixierten sich auf die kleinsten Details. Der Entschluss zur Scheidung war noch keine Woche alt, aber Sues Gedanken drehten sich schon wild darum, welche Babysitter ihre Tochter zur Schule bringen könnten, wie sie mit ihrem schwachen Rücken den Wäschekorb die Treppe hochbekommen sollte und wo man die Klimaanlage anschaltete, damit das Haus in einem halben Jahr, wenn der Sommer käme, kühl bliebe. Angesichts der ungeheuren Tragweite dessen, was passierte, schnappte Susans Kopf nach den Aufgaben, die es noch zu erledigen geben würde, die sie aber unmöglich schon jetzt erledigen konnte.

Wenn uns die Gedanken an all das überrollen, was irgendwann in der Zukunft geregelt werden muss, kann es ein Akt höchster Selbstfürsorge sein, uns daran zu erinnern, dass wir nicht mehr tun müssen und können, als die Aufgaben für heute zu bewältigen – nur die für heute. Wir können nicht regeln, was in der Zukunft gebraucht oder gewollt sein wird. Wir haben noch nicht die nötigen Informationen, um darüber Entscheidungen zu treffen, also ist es am besten, uns erst dorthin zu begeben, wenn wir mehr wissen. Und wenn wir uns dorthin begeben, müssen wir das nicht allein tun. Wir können um Hilfe bitten; andere haben auch schon durchgemacht, was wir jetzt durchmachen, und diese Ressourcen können wir heranziehen.

Wenn wir uns überfordert fühlen oder Angst haben, müssen wir uns selbst die Erlaubnis geben, keine Antworten für die Zukunft mehr finden zu wollen und uns stattdessen auf heute zu konzentrieren, uns nicht länger mehr als das abzuverlangen, was jetzt gerade gefragt ist. Wir müssen nur den jetzigen Moment bewältigen – jetzt gerade. Zumindest für den Moment können wir uns selbst sagen: *Geh das einen Tag nach dem anderen an.* Diese Einstellung und diese Art Worte, dargebracht mit Wohlwollen und Mitgefühl, können uns kurzerhand aus dem Gedankenloch aus Sorgen, Angst und Verzweiflung herausziehen.

Imaginäre Szenarien auflösen

Wenn wir einmal genau hinschauen, stellen wir fest, dass die Schwarzmalerei das Skript des zukünftigen Desasters immer nur bis zum Punkt der Katastrophe selbst schreibt. Da es in unserer Natur liegt, Bedrohungen zu überschätzen und unsere Ressourcen und Fähigkeiten, mit ihnen umzugehen, zu unterschätzen, lassen wir den Teil des Drehbuchs aus, in dem wir mit dem Desaster fertigwerden. Es kann daher nützlich sein, mehr statt weniger zu schreiben. Soll heißen: Machen Sie weiter, spielen Sie den Film in Ihrem Kopf auch über die Stelle hinaus ab, an der Sie normalerweise in panischer Angst aus dem Kino rennen würden.

Wenn Sie sich die Chance geben zu überlegen, was Sie tun würden, wenn die katastrophale Situation aus Ihrer Vorstellung tatsächlich eintreffen sollte, können Ihnen mögliche Lösungen oder Maßnahmen einfallen. Vielleicht haben Sie sich in der Vergangenheit ja sogar schon einmal mit etwas Ähnlichem befassen müssen, wenn nicht in Wirklichkeit, dann vermutlich aber in Ihrem Kopf.

Fragen Sie sich: *Nehmen wir an, es passiert – was dann? Was würde oder könnte ich tun? Was könnte ein richtiger nächster Schritt sein? Gibt es jemanden, den ich um Hilfe bitten könnte? Stand ich schon einmal vor einer ähnlich großen Herausforderung? Wenn ja, was hat mir damals geholfen?*

Wenn wir uns vorstellen, was wir im Fall der Katastrophe unternehmen würden, fällt uns manchmal überhaupt nichts ein. Eine meiner Klient:innen bewahrt in ihrem Medizinschränkchen genug Schlaftabletten auf, um damit Selbstmord begehen zu können, sollte ihrem Kind etwas Schreckliches zustoßen. Für sie sieht es so aus, als gäbe es gar kein Nach-dem-Desaster, mit dem man sich befassen könnte. Aber es ist wichtig anzuerkennen: Die Person, die wir zum Zeitpunkt der Katastrophe sein werden, ist nicht dieselbe Person, die jetzt gerade hier sitzt und versucht, es sich vorzustellen oder einen Plan für den Fall der Fälle zu schmieden. Die Person, die auf diesen Schicksalsschlag reagiert, falls er denn wirklich eintritt, existiert (noch) gar nicht. Die Wirklichkeit dieser Katastrophe hat uns noch nicht verändert. Wenn wir uns also keinen Weg durch das Dickicht vorstellen können, den Film nicht weiter abspielen können als bis zur Katastrophe selbst, dann ist das okay. Sie werden dann nicht der- oder dieselbe sein wie jetzt. Somit können Sie auch nicht wissen, was dann möglich sein oder was Ihnen hindurchhelfen wird.

Vanessa hatte furchtbare Angst vor einer Krebserkrankung. Sie war sich sicher, falls sie jemals eine entsprechende Diagnose gestellt bekommen sollte, würde sie emotional zusammenbrechen und sterben, nicht an der Krankheit selbst, sondern vor Angst. Doch als der Moment kam, in dem sie unglücklicherweise tatsächlich die Diagnose erhielt, war jene Vanessa, die den Krebs durchstand und letztlich besiegte, eine völlig andere Person als jene, die ihn sich vorgestellt und sich davor gefürchtet hatte – sie war gar nicht mehr wiederzuerkennen. Das Leben verändert, wer wir sind. Und oft kommen eine Resilienz und Stärke in uns zum Vorschein, die wir uns von der anderen Seite der Realität aus noch nicht hätten träumen lassen – bis wir sie dann tatsächlich brauchen.

ÜBUNG: Beweise für die eigene Resilienz sammeln

Rufen Sie sich ein vergangenes Erlebnis in Erinnerung, als Sie einen Weg durch eine Situation gefunden haben, den Sie zunächst als unmöglich eingeschätzt hätten. Einen Weg durch eine Situation, die Sie im Voraus als niederschmetternd eingeschätzt hätten.

1. Überlegen Sie, wie Sie es geschafft haben, hindurchzusteuern oder vielleicht eine neue Beziehung zu der Situation aufzubauen, innerlich oder äußerlich.
2. Überlegen Sie, wie diese schwierige Situation Sie verändert hat, was Sie daraus gelernt haben und wie sie Ihre Beziehung zu sich selbst und der Welt geformt hat.
3. Nehmen Sie sich einen Moment Zeit, um Ihre Widerstands- und Anpassungsfähigkeit festzustellen und zu würdigen.

Schwarzmalerei ist ein Versuch, sich um sich selbst zu kümmern, indem man sich auf ein bevorstehendes Verhängnis vorbereitet. Aber während Sie das tun, schmälern Sie und tun Sie ab, wer Sie wirklich sind: Ihre Stärke und Ihren Einfallsreichtum, Ihre Lebenserfahrung, Ihre inneren Ressourcen und das Netz der Unterstützung, auf das Sie gegebenenfalls zurückfallen können. Wenn Sie mir nicht glauben, schauen Sie sich die Beweise in Ihrer eigenen Vergangenheit an.

Kombinieren Sie Selbstkritik, Groll, Verbitterung, Schuldzuweisungen, Angst, Sorgen, Ärger und Selbstgerechtigkeit, werfen Sie noch eine Handvoll Schwarzmalerei dazu und verrühren Sie alles mit einem Mixer namens Leben, dann erhalten Sie einen Cocktail des Leidens. Sobald wir uns unsere negativen Denkschleifen bewusst machen, was sie versuchen zu erreichen, auf welche imaginären Annahmen und Überzeugungen sie sich stützen, welches Selbstbild sie fördern und welchen Schaden sie in unserem Leben anrichten, dann können wir einen Weg wählen, wie wir damit umgehen möchten. Wir können selbst entscheiden, mit welchen Gedanken, die unser Kopf auf uns abfeuert, wir uns befassen wollen. Ausgerüstet mit einem geschulten Bewusstsein und Selbstmitgefühl müssen wir nicht mehr auf die Köder hereinfallen, mit denen unsere Gedanken uns ständig vor der Nase herumwedeln. Genauso wenig müssen wir ihnen irgendeine Macht verleihen, die sie ohne unser Zutun überhaupt nicht besitzen.

Teil II

Mittel der Befreiung

6. Lösen Sie sich von klebrigen Gedanken

Caulobacter crescentus, ein wasserlebendes Bakterium, gilt als klebrigste Substanz der Welt. Es gibt eine zuckrige Verbindung ab, die dreimal stärker ist als Sekundenkleber. An einer winzigen Menge davon könnte man mehrere Autos auf einmal in die Luft ziehen.[13] So beeindruckend das auch klingt: Könnte man die Klebrigkeit von *Caulobacter* mit der von Gedanken vergleichen, würde ich trotzdem auf die Gedanken als wahre klebrigste Substanz der Welt wetten.

Sie kennen das bestimmt, dass man von manchen Gedanken einfacher ablassen kann als von anderen. Gedanken wie *Was mache ich mir heute zum Abendessen? Wie wird nächstes Wochenende das Wetter? Welchen Film gucke ich mir heute an?* machen es uns für gewöhnlich nicht schwer, unsere Aufmerksamkeit anderswohin zu lenken. Es hängen keine starken Emotionen, keine Vorgeschichte und keine größere Bedeutung an dieser Art Gedanken. Anderen Gedanken entkommt man hingegen nur mit Mühe, teils scheint es geradezu unmöglich. Wenn sie mit Schmerz, Scham, Verbitterung, Wut und anderen intensiven Emotionen verbunden sind, mit unserem Selbstbewusstsein und anderen starken Überzeugungen zu tun haben … dann bleiben diese Gedanken an uns kleben.

Klebrige Gedanken scheren sich nicht um unsere Versuche, sie nicht mehr zu denken. Wie sehr wir uns auch bemühen, uns abzulenken, uns selbst dafür anprangern, sie zu denken, uns versichern, dass sie nicht wahr sind, sie mit besseren Gedanken ersetzen oder welche Strategie auch immer anwenden … sie lassen uns einfach nicht los und lassen auch nicht zu, dass wir sie loslassen. Es fühlt sich manchmal so an, als wären die Gedanken geradezu mit Sekundenkleber in unser Gehirn gekleistert. Diese Art Gedanken erfordert einen anderen Ansatz. Sie mit weiteren Gedanken und anderen traditionellen Methoden zu bekämpfen wird nicht funktionieren, weil ihr Kleber stärker ist als jeder Kampf, den wir führen können.

Aber tatsächlich steht uns ein Hilfsmittel zur Verfügung, mit dem wir den Kleber dieser Gedanken auflösen können. Wir können verändern, wie es in unserem Kopf aussieht, damit die Gedanken sich dort nicht mehr so blindwütig an unsere Aufmerksamkeit hängen können. Dieses Hilfsmittel heißt bewusste Wahrnehmung.

---

13 Carlson, Emily. (08.02.2012): „Bacterial ‚Glue' Is One of Nature's Stickiest Substances" [Online-Artikel]. LiveScience. Link: ↗ https://www.livescience.com/18381-bacterial-glue-stickiest-substance-nsf-ria.html (letzter Aufruf am 02.02.2022).

Wenn wir uns bewusst machen, wie klebrig diese Gedanken eigentlich sind, welche Annahmen ihre Klebrigkeit steigern und warum es uns so schwerfällt, uns von ihnen zu befreien, erlangen wir die Fähigkeit, die Klebrigkeit zu lösen und die Oberfläche unseres Inneren zu glätten, damit die Gedanken davon abfallen.

Dieses Kapitel widmet sich den diversen Aspekten unserer selbst – Überzeugungen, Vorstellungen und Konditionierung –, die uns so anfällig für den Gedankenkleber machen. Mit dieser neuen bewussten Wahrnehmung eröffnet sich auch die Möglichkeit der Freiheit.

An die Wahrheit der Gedanken glauben

Wir bleiben im Denken hängen, weil wir meinen, unsere Gedanken seien vertrauenswürdig und wahr. Wir glauben *ihnen.* Und allein, weil sie aufgetaucht sind, verdienen sie schon unsere Aufmerksamkeit. Wir glauben fälschlicherweise, dass unsere Gedanken eine wichtige Rolle spielen, unabhängig von sonstigem Wissen, das ihnen widersprechen oder sie suspekt erscheinen lassen könnte. Durch diese tiefe Ehrfurcht vor Gedanken scheint es wenig weise, uns von ihnen abzuwenden. Warum sollten wir das zurückweisen, dem wir am meisten vertrauen?

Der Kopf, der Schöpfer unserer Gedanken, will uns glauben machen, er zeige uns immer die Realität. Folglich könnten wir gar nicht ohne seinen Input und seine Autorität leben. Denken ist das Beste, was wir zu bieten haben (laut unseren Gedanken). Indem unser Kopf diese Botschaft verbreitet, sichert er sich ganz verschlagen den Platz als oberste Bedingung für unser Glücklichsein und Überleben. Wir denken weiterhin exzessiv, nicht nur, weil wir unseren Gedanken glauben, sondern auch, weil wir davon überzeugt sind, dass das Denken grundlegend gut für uns ist.

Gleichzeitig können wir nicht mit dem Denken aufhören, weil uns gar nicht klar ist, dass wir denken. Wir denken, ohne es bewusst wahrzunehmen. Das Denken spielt sich pausenlos im Vorder- und Hintergrund unseres Kopfes ab; es ist der Soundtrack unseres Lebens. Denken bedeutet lebendig sein. Denken fühlt sich einfach wie *sein* an. Wir wissen nichts darüber, dass ein Raum der Stille zwischen Gedanken existieren kann, dass *wir* in der Abwesenheit von Gedanken existieren können. Des Weiteren wissen wir nicht, dass wir die Einladung der Gedanken ablehnen können, wenn sie auftauchen, uns dagegen entscheiden können, auf ihren Inhalt einzugehen. Wir kennen keine andere Art zu leben als das Denken.

Verliebt in unsere Gedanken

Um ehrlich zu sein, vertrauen und glauben wir unseren Gedanken nicht bloß, wir sind sogar absolut verknallt in sie. Wir finden unsere eigenen Gedanken faszinierend, witzig, visionär und brillant und sind wie gefesselt von dem, was unser Kopf von sich gibt. Unsere Gedanken machen uns besonders; je besser die Gedanken, desto besser sind wir als die Person, der sie gekommen sind. Die Fragen, die unsere Gedanken stellen, sind von äußerster Wichtigkeit, wir schreiben ihnen den größten Wert zu und meinen, sie unbedingt eine nach der anderen sorgfältig und aufmerksam beantworten zu müssen. Als ich eine Klientin, die sich selbst als denksüchtig bezeichnete, fragte, wie sie sich mehr Pausen zwischen ihren Gedanken vorstellen würde, weniger mit Denken verbrachte Zeit, sagte sie, es wäre wie „mit einem großartigen Liebhaber Schluss zu machen“. In der Tat kommt es vielen von uns so vor, als steckten sie in einer Art Liebesbeziehung mit Gedanken, da wir sie hoch schätzen und uns auch mehr um sie kümmern als um sonst irgendetwas in unserem Leben.

Uns von unserer Denksucht zu befreien würde bedeuten, uns von unserer größten Liebe zu trennen, unsere Gedanken von unserer Lieblingssache zu etwas nicht so Besonderem herunterzustufen, etwas weniger Interessantem, das vielleicht nicht einmal unsere Aufmerksamkeit wert ist.

Gedanken als unser Eigentum

Es ist doch eigentlich seltsam, dass wir die Worte, die wir im Kopf hören, als *unsere* Gedanken bezeichnen, als hätten wir sie entwickelt, zustande gebracht, geschrieben. Dabei erscheinen die Worte, die wir hören, das Material, dessen Ruhm wir einheimsen oder dessen Schuld wir auf uns nehmen, vollkommen ungefragt und ohne unser Zutun. Überlegen Sie mal: Würden Sie sich für den Großteil Ihrer Gedanken wirklich aktiv entscheiden? Gedanken tauchen auf, ob wir es wollen oder nicht, ob wir ihr Auftauchen gutheißen oder nicht. Inwiefern sind sie also unsere? Ja, wir sind die Einzigen, die sie hören können, aber wir haben sie ganz bestimmt nicht verfasst, ihnen zugestimmt oder sie in unser Bewusstsein eingeladen. Unsere Gedanken gehören überhaupt nicht uns, wir haben uns nicht ausgesucht, sie zu erschaffen. Sie sind viel eher zufällige Schnipsel der Charaktere, Emotionen und Situationen in unserem Leben, die aus dem Sammelsurium unserer Erfahrungen aufpoppen – für gewöhnlich ohne besonderen Anlass.

Die Illusion der Kontrolle aufrechterhalten

Wir bleiben an unseren Gedanken hängen, weil sie uns ein Gefühl von Kontrolle geben. Wir fühlen uns, als täten wir uns selbst etwas Gutes; als verrichteten wir Arbeit uns selbst zuliebe. Beim Denken fühlen wir uns handlungsfähig. Als wären wir weniger verwundbar und ängstlich, Veränderungen und Unkontrollierbarem weniger hilflos ausgeliefert. Wir wissen nicht, wie wir das auf andere Weise erreichen können, wie wir das loslassen sollen, was wir doch als unser Rettungsboot betrachten. Wir haben uns dem Denken als ultimativem Schutz verschrieben und verlassen uns so sehr darauf, dass wir gar nicht lange genug innehalten, um einen Blick auf einen anderen Weg zu werfen – einen Weg, der kein andauerndes Denken erfordert.

Tief in uns sitzt die Überzeugung, dass unsere Gedanken das besser machen werden, woran auch immer wir denken. Sie ist tief in uns verwurzelt, schon unser Leben lang: Denken ist die Lösung – jedes Problems und Nichtproblems. Aber was, wenn nicht? Was, wenn die Voraussetzung im Kern von allem, was wir glauben und tun, falsch ist? Was, wenn das Denken, so wie wir es tun, eigentlich das Problem statt die Lösung ist?

Die Annahme, wir könnten Gedanken kontrollieren

Egal, wie durchgedreht und beliebig unsere Gedanken sind, glauben wir, wir sollten sie beherrschen und irgendwie in etwas Vernünftiges umwandeln können. Diese Annahme, wir sollten Gedanken unter Kontrolle bringen, trägt zu unseren Schwierigkeiten bei, sie loszulassen. Wir haben die Vorstellung, wenn wir es nur wirklich wollten, uns genug Mühe gäben, dann wären wir auch in der Lage, unerwünschte Gedanken nicht aufkommen zu lassen, unseren Kopf im Griff zu haben und ein Leben zu schaffen, in dem nur erwünschte Gedanken auftauchen. Wir sind der Überzeugung, immer weiter mit Gedanken kämpfen zu müssen, bis sie verschwinden, und mit uns selbst, weil wir sie nicht besser unter Kontrolle hatten. Letztlich können wir unsere Gedanken nie in Ruhe lassen, weil wir sowohl für ihren Inhalt verantwortlich sind als auch für die Tatsache, dass sie uns überhaupt kommen.

Die Angst vor aufdringlichen Gedanken

Auch gesunde, ausgeglichene Menschen können Gedanken erleben, die ohne Sinn und Verstand auftauchen, ihre:n Empfänger:in erfolgreich ablenken, ihr oder ihm einen Schreck einjagen und dann genauso unangekündigt und sinnlos wieder verschwinden, wie sie gekommen sind. Wenn Kevin Auto fährt, erscheint häufig ein Gedanke in seinem Kopf, der sagt: „Du wirst das Lenkrad herumreißen und jemanden am Straßenrand überfahren." Kevin ist alles andere als ein Mörder, aber er hört diesen Gedanken schon, seit er vor 30 Jahren angefangen hat zu fahren. Bei Jane, einer fähigen und erfahrenen Reiterin, sind die Tage vor jedem Wettkampf von Gedanken durchzogen, die ihr sagen, sie werde fallen und sich das Genick brechen, dies seien die letzten Tage, an denen sie eigenständig laufen und atmen könne. Kimberlys aufdringlicher Gedanke lautet, sie werde auf die U-Bahn-Gleise springen. Sie hört diesen Gedanken fast jeden Tag auf dem Weg zur Arbeit, woraufhin sie von den Gleisen wegschaut und sich an einer Stange festhält, nur zur Sicherheit. Henrys unerwünschter Gedanke sagt ihm während des Besuchs von Theaterstücken, er werde laut aufschreien und die Aufführung stören. – Unterm Strich also das Unangebrachteste, das er sich vorstellen kann. Dieser Gedanke wurde so lästig und bedrohlich, dass er gar nicht mehr ins Theater gegangen ist.

Unsere aufdringlichen Gedanken mögen kurzlebig sein – ein flüchtiges, furchterregendes Flüstern in den Schatten unseres Kopfes –, aber wir verwenden enorm viel Zeit und Energie darauf, sie zu entkräften und abzutun und zu versuchen, sie loszuwerden. Wir schreiben unseren Gedanken eine weitaus größere Bedeutung zu als bloß das, womit sie uns befeuern. Zudem halten wir es für unsere Aufgabe, sie zu entschlüsseln, ihre verborgene Bedeutung herauszubekommen, zu verstehen, warum dieser spezielle Gedanke gerade jetzt auftaucht. Wir glauben, unsere Gedanken offenbaren eine ominöse Wahrheit darüber, wer wir wirklich sind, als ob wir in unserem tiefsten Inneren insgeheim auf die Gleise springen wollen, im Theater losschreien möchten oder den unbewussten Wunsch hegen, gelähmt zu sein. Wenn solche störenden Gedanken aufkommen, wird es also zu unserer Aufgabe, zu enträtseln, was sie uns sagen wollen.

Gedanken sind in unserer Vorstellung ein Spiegel unserer unbewussten Wünsche und tiefsten Sehnsüchte, ein Murmeln aus unserer Seele. Wenn die Gedanken es sagen, muss es wahr sein, auch wenn uns das vielleicht noch nicht klar ist. Wenn wir unsere Gedanken nicht analysieren und entwirren, lassen wir unsere wahre Natur irgendwann Amok laufen, geben unserem tiefsten, dunkelsten Selbst grünes Licht. Wir müssen unseren Gedanken auf den Grund gehen, damit wir sie davon überzeugen können, dass sie sich in uns irren. Wenn nicht, liegen sie richtig, wenn nicht bereits jetzt, dann auf jeden Fall bald.

Zugleich glauben wir, unsere Gedanken hätten die Macht, uns zu komplett untypischen Dingen zu bewegen, die unseren eigenen Wünschen, Moralvorstellungen und Werten widersprechen. Wir mögen ja unser Leben lang eine freundliche, anständige Person gewesen sein, doch das Auftauchen eines gewalttätigen Gedankens macht uns weis, dass wir tief in unserem Inneren jemand Gewalttätiges sein müssen, gewaltsame Taten begehen wollen und dazu verdammt sind, das früher oder später auszuleben. Wir geben unseren Gedanken die Macht, alles außer Kraft zu setzen, was wir über uns selbst wissen. Wir meinen, unsere Gedanken könnten uns zum Handeln treiben – ohne unsere Zustimmung. Gedanken seien stärker als wir. Wir müssen ihnen also aggressiv widersprechen und nicht den geringsten Zweifel daran lassen, dass ihre Einflüsterungen nicht passieren werden. Das müssen wir immer und immer wieder wiederholen, um sicherzugehen, dass die Gedanken nicht wahr werden.[14]

Aber natürlich können wir solche Gedanken nicht widerlegen, weil wir uns auf dem Gebiet des – wenn ich das so sagen darf – Verrückten bewegen. Wir beschäftigen uns mit einem Computer ohne Betriebssystem. Es steckt kein Sinn in diesem System oder hinter diesen Gedanken, und doch versuchen wir weiterhin, vernünftig zu widerlegen, was überhaupt nicht real ist. Die Gedanken passieren einfach. Die Frage, warum sie passieren, wird Ihnen nicht dabei helfen, über sie hinwegzukommen.

Wogegen wir anrennen, das bleibt. Wenn wir auf unsere Gedanken reagieren, als wären sie von größter Wichtigkeit und könnten uns Dinge tun lassen, die wir gar nicht wollen, dann machen wir sie zu etwas Bedeutsamen. Unser Widerstand gibt den Gedanken etwas, wogegen sie andrücken können, und stärkt sie damit. Unsere Angst und unser Widerstand sind ihre Nahrung. Wenn wir uns nicht mehr mit unseren störenden Gedanken herumquälen, keine Angst mehr vor ihnen haben und nicht mehr versuchen, sie fernzuhalten, ihnen nicht mehr die Macht verleihen, uns zu kontrollieren, und sie einfach als Teil des chaotischen Computers akzeptieren, als den man unseren Kopf sehen kann, dann stören uns ebendiese störenden Gedanken mit dem unverändert verrückten Inhalt gar nicht mehr so sehr. Die Gedanken mögen uns immer noch kommen (für gewöhnlich allerdings deutlich seltener), aber wir wissen jetzt, dass wir weder sie noch uns selbst davon überzeugen müssen, dass sie sich in uns irren. Genauso wenig müssen wir erklären können, warum wir nicht tun wollen, was sie uns sagen.

Unsere Gedanken können uns zu nichts zwingen, was wir nicht wollen. Ihr Auftauchen bedeutet keinesfalls, dass wir das, was sie uns vorschlagen, heimlich tun wollen. Unsere Gedanken verfügen über keinerlei versteckte Informationen über uns. Aufdringliche Gedanken sind bloß Zufallszündungen eines zickenden Computers. Gedanken müssen nichts bedeuten, wenn wir uns nicht dafür entscheiden, ihnen eine Bedeutung zu schenken. Wir können unsere Gedanken tatsächlich links liegen lassen, sie dort vor sich hin brüllen und Gift und Galle spucken lassen und in dem

---

14 Winston, Sally M. & Martin N. Seif. (2018). *Tyrannen in meinem Kopf. Zwangsgedanken überwinden – ein Selbsthilfeprogramm.* Paderborn: Junfermann.

Wissen ruhen, dass sie uns nicht zu dem machen können, was sie uns indirekt vorgaukeln.

Gegen unsere unerwünschten Gedanken anzukämpfen, uns selbst die Schuld für etwas zu geben, das außerhalb unseres Einflusses liegt, verändert unsere Gedanken nicht. Stattdessen hält es uns in einem endlosen Kreislauf aus Denken und einem Gefühl von Machtlosigkeit fest. Die Gedanken lassen uns keine Ruhe, und wir leben in einem ständigen Zustand der Angst vor und des Kampfes mit ihnen. Aber zum Glück tragen wir lediglich die Verantwortung dafür, wie wir auf unsere Gedanken reagieren. Wenn wir es aufgeben, die Gedanken zum Schweigen bringen zu wollen, ihre Aussagen ändern zu wollen, dann verlieren wir vielleicht die Schlacht gegen unsere Gedanken, aber den Krieg mit dem Leben gewinnen wir. Wenn wir akzeptieren, dass unsere Gedanken einfach passieren, dass wir nicht schuld an ihnen sind oder sie zu kontrollieren haben, bedeutet das den Sieg. Es bedeutet Freiheit – Freiheit *mit* Gedanken, nicht *von* Gedanken. Und das lässt uns nach vorne schauen.

Wenn eine verwirrte Person auf der Straße uns sinnlose Bemerkungen zuschreit, würden wir weghören – es ist ratsam, es mit aufdringlichen, negativen Gedanken ähnlich zu halten. Wir empfinden Mitgefühl für die vielleicht psychisch kranke Person, aber wir klappen keinen Stuhl auf und setzen uns mit dem Schreihals zu einem ernsten Gespräch zusammen – um die tiefere Bedeutung und den Zweck seiner Worte aufzudröseln, ihm zu zeigen, warum sie nicht angemessen sind, und zu beweisen, dass sie nicht zutreffen. Genauso wenig müssen wir unsere Energie darauf verwenden, unsere Gedanken zu zerpflücken und nach einer größeren Bedeutung zu suchen. Die bloße Existenz unserer Gedanken lässt nicht auf Bedeutsamkeit schließen. Wir können unseren inneren Eindringling auch einfach nur zur Kenntnis nehmen, unsere innere Verrückte, ihr vielleicht einen Namen geben, feststellen, dass sie sich mal wieder in den Kontrollraum geschlichen hat. Wir nicken ihr beiläufig zu … seufzen, kichern, verziehen das Gesicht oder tun, was auch immer sich sonst noch richtig anfühlt … und dann gehen wir einfach weiter.

Ich wiederhole es noch einmal: Wir sind nicht unsere Gedanken. Wir sind das Bewusstsein, in dem die Gedanken aufkommen und an das sie sich wenden. Die meisten Gedanken sind nicht weiter wichtig, und manche Gedanken sind sogar komplett irrelevant. Jeder Augenblick, den wir in unsere ungewollten Gedanken investieren, jedes bisschen Energie, mit dem wir sie versuchen zu widerlegen, ist verschwendete Zeit und Energie. Wir validieren und stärken damit nur, was unwichtig ist – ein seltsames, wenn auch lautes Zucken in einem unperfekten System.

Was am wichtigsten ist: Unsere Gedanken bieten die Gelegenheit, uns selbst besser kennenzulernen. Aber nicht durch ihren Inhalt, nicht, indem wir ihre Worte entschlüsseln (wie wir vielleicht denken). Stattdessen lernen wir etwas über uns, indem wir beschließen, wie wir uns unseren Gedanken gegenüber verhalten wollen, und – paradoxerweise – indem wir sie für unwichtig erklären. Gedanken kommen und gehen zu lassen, ohne auf sie einzugehen oder in ihren Bann zu geraten, erlaubt es uns, uns selbst *als* das Bewusstsein zu erfahren, in dem die Gedanken erscheinen – das Bewusstsein, das sich dafür entscheidet, die Gedanken loszulassen. Wenn wir uns von Gedanken abtrennen, nehmen wir uns selbst *als* das Bewusstsein wahr, das die Gedanken hört, aber nicht aus ihnen besteht. Wir lernen uns also als diejenigen kennen, die wir wirklich sind.

Tiefer liegende Ursachen ignorieren

In der Psychologie gibt es den Spruch „Was unbeherrschbar ist, hat eine Vorgeschichte“. Wenn eine Situation in Ihnen besonders starke Emotionen oder ein Gefühl des Kontrollverlustes hervorruft, hat das wahrscheinlich mit einer Situation zu tun, die Sie zu einer früheren Zeit durchlebt haben, als Sie jünger waren; vermutlich in Verbindung mit Menschen, die für Sie verantwortlich waren. Das Gleiche könnte man über Ihre Gedanken sagen: Wenn es sich so anfühlt, als seien Sie unlösbar an bestimmte Gedanken festgeklebt, dann geht es aller Wahrscheinlichkeit nach um mehr als diese Grübeleien, mehr, als man an der Oberfläche erkennen kann.

Sie hängen fest, weil Sie versuchen, eine Erfahrung aus früheren Zeiten zu verstehen oder in Ordnung zu bringen, Gefühle zu ordnen, die nie geklärt wurden. Sie stehen in einer Beziehung zu einer alten Wunde und Ihrem jüngeren Selbst, die von dieser aktuellen Situation getriggert wurden und mit denen sich die aktuelle Gedankenschleife befasst. Sobald Sie das verstehen und damit aufhören, der Geschichte dieser Gedanken Glauben zu schenken, sobald Sie erkennen, dass Ihre Gefühle nicht nur (und nicht wirklich) mit dem zu tun haben, was Ihre Gedanken als Ursache behaupten, können Sie den Griff um die vorliegende Situation lockern und davon ablassen, sie dringend lösen zu müssen. Damit befreien Sie sich nicht nur von diesen bestimmten Gedanken, sondern brechen auch die süchtig machenden Denkmuster auf, die Sie innerlich an jedem neu entstehenden Problem festzurren.

Wenn die Gedanken wieder einmal kreisen, Sie eine Situation immer wieder zwanghaft abspielen, wenn Sie das Gefühl haben, den Knoten unter allen Umständen lösen zu müssen, weil Sie sonst nicht glücklich werden können, halten Sie inne und fragen Sie sich: *Was ist die gefühlte Erfahrung, die diese Situation in mir triggert? Fühle ich mich ungehört, ungesehen, ungeliebt, beschuldigt? Habe ich das Gefühl, nicht für mich selbst eintreten oder mich beschützen zu können? Was bekomme ich nicht hin? Was ist für mich die Kernempfindung in dieser Situation?* Sobald Sie eine Vorstellung von der Kernempfindung bekommen, fahren Sie fort und fragen Sie sich: *Habe ich dieses Gefühl schon mal gehabt? Wenn ja, mit wem und inwiefern?* Ich empfehle auch, ein Tagebuch über diese Fragen zu führen. Wichtig ist, die Reflektion tiefer liegender Pfade hinter Ihren Denkschleifen zur Gewohnheit zu machen. Das wird Ihnen helfen, Ihre Fokussierung auf die aktuelle Situation zu lockern und somit auch darauf, was Ihrem Wohlbefinden scheinbar im Weg steht.

Sobald Sie die Kernempfindung gefunden haben, sie reflektiert und vielleicht darüber geschrieben haben, nehmen Sie sich einen Moment Zeit, um sich selbst ein paar freundliche Worte zu schenken. Legen Sie eine Hand aufs Herz und erinnern Sie sich daran, dass Ihre Erfahrung im gegenwärtigen Augenblick wichtig ist; sagen Sie sich: „Das hier ist wichtig." Wenn Sie sich ungehört fühlen, können Sie sich selbst sagen: „Ich höre dich. Mir ist wichtig, was du erlebst, ich verstehe es." Wenn Sie sich ungeliebt fühlen, können Sie sich selbst sagen: „Ich liebe dich, genau wie du bist." Welche Worte auch immer die Kernempfindung beruhigen, schenken Sie sich diese. Nutzen Sie das neue Bewusstsein der Kernwunde unter dem klebrigen Denken vor allem als Einladung, sich selbst unbeirrte Liebe zu zeigen.

Das Leben mit Vorstellungen davon ersetzen

Als ich noch klein war, dachte ich, eine Blume sei *tatsächlich* „eine Blume" – dass dieses Ding, das ich Blume nannte, irgendeine grundlegende Essenz des „Blume"-Seins enthalte. Warum sonst sollten wir „Blume" dazu sagen? Später, auf einer Familienreise nach Holland, lernte ich, dass die Niederländer das, was ich als Blume kannte, *bloem* nennen, und danach, in Spanien, wurde das gleiche Ding zu einer *flor*. Ich war rettungslos verwirrt. „Aber es ist doch eine Blume, warum nennen sie es *bloem* oder *flor*? Warum sagen sie nicht einfach, was es wirklich ist?", fragte ich meinen Vater, weil ich nicht verstand, dass das Wort „Blume" nicht dasselbe war wie die farbenfrohe, süß duftende Entität, die ich so sehr mochte.

Sobald wir unser Sprachvermögen entwickeln, beginnen wir, das Leben durch Wörter und später Vorstellungen und Konzepte zu erfahren. Wenn wir das Wort „Blume" gelernt haben und etwas sehen, das wie eine Blume aussieht, denken wir sofort: „Ah, das ist eine Blume", und implizieren damit, dieses Ding vor unserer Nase bereits zu kennen. Sobald wir einen Gegenstand mit einem Etikett versehen, kategorisieren und konzeptualisieren wir nicht nur ihn, den Gegenstand, sondern auch die gesamte Erfahrung einer Blume. Wir nehmen an, wir wissen ja schon, worum es sich handelt, also schauen wir gar nicht mehr richtig hin – betrachten nicht mehr ihre Farben, atmen nicht mehr ihren Duft ein, streichen nicht mehr über ihre

Blätter, achten nicht mehr auf ihre Einzigartigkeit, erfahren sie nicht mehr wirklich. Wir sehen das Ding und wechseln direkt über zu unseren Vorstellungen über Blumen – alle Informationen, die wir je über Blumen bekommen haben, und alles, was wir mit ihnen verbinden, von unserer ersten Rose zum Valentinstag bis hin zu den Blumen, die wir unserer Großmutter aufs Grab gelegt haben. Es besteht nicht länger die Notwendigkeit, der Wunsch oder auch nur das Bewusstsein dafür, unmittelbar mit der Blume selbst zu interagieren. Die gelebte Erfahrung dieser Blume ist von der Vorstellung davon ersetzt worden.

Sowie sich unsere Sprache, Vorstellungen und Strategien, über das Leben nachzudenken, ausweiten, schrumpft der Abstand zwischen unserem Erleben und den Worten, mit denen wir es beschreiben, bis er schließlich vollständig verschwindet. Wir beginnen zu glauben, dass unsere Gedanken die Essenz des Erlebens enthalten, das sie beschreiben, deuten, bewerten und konzeptualisieren. Die Gedanken über das Erleben werden gleichbedeutend mit dem Erleben selbst. Das Double wird der Schauspieler. Genau wie ich als Kind dachte, das Wort „Blume“ sei dasselbe wie eine Blume, glauben wir, unsere Gedanken über das Leben *seien* das Leben.

Je länger wir schon auf der Welt sind, desto weniger erinnern wir uns daran, das Leben direkt zu erfahren, ohne den Filter unserer Gedanken und Konzepte. Wir haben es uns bequem darin gemacht, mit dem Leben durch die Zwischenschicht (und Linse) der Gedanken zu interagieren – man könnte sagen, wir interagieren nur mit der Verpackung des Lebens. Bis wir schließlich vergessen, was wir aufgeben, den Inhalt der Verpackung vergessen. Wir verlieren den Kontakt zu der unmittelbaren, sinnlichen Erfahrung, lebendig zu sein – vergessen, dass das rohe, uninterpretierte Leben noch existiert. Wir können die Blume vielleicht beschreiben und auf theoretischer Ebene kennen, doch sie bleibt eine ständig veränderliche und zu einem gewissen Grad unbegreifliche oder unerfassbare Erfahrung. In der Folge bleiben wir auf Abstand von unserem Erleben, von unserem Leben, das wir ins flache Wasser der Beschreibung und Interpretation verbannt haben. Das Leben wird zu einer Abstraktion – einem verkopften Sumpf. Nur selten, wenn überhaupt jemals, schwimmen wir direkt in den Tiefen des Lebens, frei von unserem Taucheranzug aus Vorstellungen.

Es sollte gleich noch einmal gesagt werden: Unsere Gedanken über das Leben sind nicht das Leben, sondern nur Beschreibungen, Interpretationen, Abstraktionen, Analysen, Meinungen und mehr – zum Thema Leben. Unsere Gedanken enthalten nicht das Erleben der Sache, über die sie sprechen. Sie mögen durchaus Sinn ergeben, uns dabei helfen, Dinge hinzubekommen, das Leben auf nützliche Weise leiten und in einen Rahmen setzen, doch unsere Gedanken sind weiterhin nur mentale Aufbauten, Ersatzstücke für unser Erleben, das in Gedanken letztlich nicht eingefangen oder voll ausgelebt werden kann. Eine Blume direkt durch die Sinne wahrzunehmen, uns von ihr beeindrucken zu lassen, ist nicht das Gleiche, wie über die Art der Blume nachzudenken oder darüber, zu welcher Jahreszeit sie blüht, und auch nicht das Gleiche wie die Feststellung, dass uns diese Blume gefällt, oder die Überlegung, wem wir sie schenken wollen, oder irgendetwas anderes rund um die Blume.

Wir beginnen, die Gedankenschichten zwischen uns und dem Leben abzutragen, wenn wir bereit sind … wenn wir genug Mut haben, nicht mehr jede Erfahrung zu einer konzeptuellen Frage zu machen, und neugierig genug sind, um uns anzuschauen, was vor unserer Nase liegt, wenn wir es nicht erklären oder etwas darüber wissen müssen. Das passiert letztlich, wenn wir bereit sind, nicht mehr jeden Augenblick zu einer Vorstellung seiner selbst zu denken.

Wir halten uns an unseren Gedanken über das Leben fest, weil wir nicht darauf vertrauen oder auch nur wissen, dass man das Leben auch auf andere Weise als durch Gedanken und durch das Ich, das sie denkt, erfahren kann. Aber wir können in der Tat direkt mit dem Leben zusammentreffen, ohne all die Gedankenschichten zwischen uns.

Wir haben die Vorstellung, ein Leben – *unser* Leben – so zu führen, als seien das Leben und *wer wir sind* zwei separate Entitäten. Doch in Wirklichkeit gibt es nur eine: Wir sind nicht von dem Ding namens Leben zu trennen; wir selbst sind das Leben, Teil seines Flusses. Denken Sie einen Moment darüber nach: Was, wenn Sie Teil des Lebens sind statt die Person, die es lebt? Was, wenn es keine separaten Sie und Es gibt? Was, wenn das, was Sie unter sich selbst verstehen, also all Ihre Gedanken und Empfindungen, auch innerhalb eines größeren Bewusstseins besteht? Fühlen Sie, was diese Überlegung in Ihrem Körper bewegt. Nehmen Sie es mit, leben Sie damit.

Existenziellen Entzug vermeiden

Wenn Sie einen Süchtigen fragen, ob er sich ein Leben ohne seine Droge vorstellen kann, wird er Ihnen sagen: „Definitiv, ohne jeden Zweifel … niemals.“ Das Leben ohne den Rausch ist undenkbar. Die Realität wäre ohne einen Notausgang, ohne einen Weg zu einem anderen Bewusstseinszustand nicht möglich. Ein Süchtiger braucht die Flucht vor der Realität, um die Realität zu ertragen. Genauso wäre es, wenn ich Sie fragen würde, ob Sie sich ein Leben vorstellen können, in dem das Denken optional ist oder in dem sich Momente ohne Denken abspielen – Sie würden mir wahrscheinlich antworten, dass so ein Gedanke undenkbar ist. Wir denken gern darüber nach, nicht zu denken oder das Denken zu kontrollieren (immerhin lieben wir es, auf einem guten Gedanken herumzukauen), aber tatsächlich nicht zu denken scheint unmöglich und auch nicht wirklich wünschenswert. Nicht zu denken ist eindeutig keine brauchbare Lösung für das Denkproblem. Und wenn wir versuchen, unsere Beziehung zum Denken zu ändern, den Platz neu auszuwerten, den das Denken in unserem Leben einnimmt, dann wehren sich unsere Gedanken mit ihrer eigenen Form der existenziellen Entzugserscheinungen.

„Ich denke, also bin ich", sagte der Philosoph René Descartes im 17. Jahrhundert. Und in der Tat bekommen wir ein Gefühl für uns selbst, ein Gefühl für das Lebendigsein, wenn wir denken, ein Problem lösen oder mit irgendeiner anderen mentalen Arbeit beschäftigt sind. Wir kennen uns selbst durch die Tätigkeit des Denkens; schließlich sind wir diejenigen, die sie ausführen. Ab und zu jedoch (und umso häufiger, wenn Sie gewohnheitsmäßig meditieren) bemerken Sie vielleicht eine Lücke zwischen Gedanken, eine ruhige Stelle in Ihrem Kopf, einen Moment, in dem Sie nicht gedacht haben. Wenn uns diese Lücken auffallen – dass wir gerade nicht gedacht haben –, bekommen wir es oft mit einer Art Urangst zu tun. Wenn der Kopf feststellt, dass er einen Augenblick lang aufgehört hat zu denken, verfällt er gern in Panik. Er bekommt das Gefühl, wir wären verschwunden und hätten kurz nicht mehr existiert. Wenn wir nicht denken, fühlen wir auch unsere eigene Präsenz nicht mehr auf die Weise, an die wir gewöhnt sind. Wir erleben unsere eigene Existenz nicht mehr.

Lücken zwischen Gedanken können uns wie eine Auslöschung vorkommen, als befänden wir uns im großen und dunklen Nichts, aber in Wirklichkeit öffnen diese Lücken Türen zur Freiheit, erlauben einen Blick auf eine andere Art des Daseins; sie sind das Kryptonit unserer Denksucht. Wenn wir herausfinden, dass wir weiterhin existieren, auch wenn wir nicht denken, und dass unsere Präsenz im Raum zwischen den Gedanken bestehen bleibt, dann können wir uns in den Lücken langsam wohler und neugieriger fühlen. Dann hängen wir nicht länger allein vom Denken ab, um unsere eigene Existenz zu spüren.

ÜBUNG: Wer ist jetzt hier?

Atmen Sie langsam und tief durch. Entspannen Sie sich. Konzentrieren Sie sich auf Ihre Sinne. Fühlen Sie, wie Sie einfach da sind. Achten Sie auf das, was da ist, ohne von Gedanken abhängig zu sein oder aus ihnen zu bestehen. Fühlen Sie die Präsenz, die Sie nicht durch Denken hervorbringen müssen. Schauen Sie sich an: *Wer ist jetzt hier?*

Interessanterweise haben wir keine Angst, solange wir uns innerhalb der Erfahrung des Nichtdenkens befinden. Es gibt keinen Gedanken an Angst, keinen Gedanken an ein Ich, das fehlen würde. Das Selbst vermisst sich nicht, wenn wir nicht denken. Man könnte sagen, in diesen Momenten gibt es kein Selbst, das Angst haben könnte. Wenn wir im Flow sind, zum Beispiel wenn wir vollkommen in einen Sport oder eine kreative Beschäftigung vertieft sind, dann verschwindet die handelnde Person, und die Gedanken darüber, was vor sich geht, klingen aus. Wir sind voll und ganz von der Erfahrung selbst eingenommen. Wir befinden uns innerhalb des Lebens, statt es als abgetrenntes *Ich* zu erzeugen. Die Erfahrung der stetig vorwärtslaufenden Zeit verschwindet, wir gehen im Jetzt auf. Ohne das Denken trennt uns nichts mehr von unserer Erfahrung, vom Leben.

Sobald wir merken, dass wir nicht aktiv denken, nicht auf die Art da sind, auf die wir uns normalerweise erleben – also durch unsere Gedanken –, explodieren ebendiese Gedanken. Unser Kopf schreit: „Was war da gerade los? Wo war ich? Was sagt das über mich? Was sollte ich dagegen machen? Ich muss soundso davon erzählen …" Und so weiter: tausend Gedanken zu dem Moment, in dem wir nicht gedacht haben, nicht da waren. Wenn wir uns der Lücke bewusst werden, des Daseinsraums ohne das Denken, reagieren wir darauf, indem wir doppelt so viel denken. Wir korrigieren die existenzielle Angst vor der Vorstellung, kurz aus unserem eigenen Bewusstsein verschwunden zu sein. Das Gefühl der Selbstabwesenheit wird also mit einem Gedankentsunami ersetzt, der uns zu dem für uns bequemen und wohlbekannten Gefühl zurückbringt: Erfahren durch Denken. Und da haben wir wieder die Person, die darüber nachdenkt, nicht zu denken.

Klar, für den Kopf, den Schöpfer der Gedanken, ist der Gedanke daran, nicht zu denken, alles andere als wünschenswert. Unser Kopf ist nicht scharf darauf, weniger zu denken, uns ohne Gedanken wohlzufühlen. Der Kopf ist entschieden gegen ein Selbst, das von Gedanken unabhängig ist. Den Kopf zu fragen, ob er die Gedanken sein lassen will, ist, wie einen Fischer zu fragen, ob er in die Wüste ziehen will. „Nein", antwortet er, „was soll ich da?" Unser denkendes Selbst zu bitten, sich ohne Gedanken wohlzufühlen, ist, wie einen Regentropfen zu bitten, in den Ozean zu fallen und darin zu verschwinden. „Nein", sagt der Regentropfen, „ich möchte ein eigenes, einzigartiges, erfassbares Regentropfen-Selbst bleiben; ich möchte ich selbst bleiben, der Regentropfen!" Auch nur einen Augenblick lang nicht zu denken wäre demnach gleichbedeutend damit, nicht zu existieren. Aber genau dieser Gedanke lässt uns zwanghaft denken. Der nächste Schritt besteht also in der Feststellung, dass Sie größer sind als Ihre Gedanken.

7. Entdecken Sie das Ich, das größer ist als Ihre Gedanken

Ich werde oft gefragt, ob es wirklich und wahrhaftig möglich ist, die Denksucht zu überwinden. Die Antwort lautet ganz zweifellos: Ja – es ist möglich. Aber (und das ist ein großes Aber) um sie zu überwinden, müssen wir bereit sein, die Verliebtheit in unsere Gedanken und in unsere Denkprozesse aufzugeben. Wir müssen bereit sein, eine neue Art Beziehung zu unseren Gedanken aufzubauen, in der wir nicht mehr eins sind mit dem, was unser Kopf uns sagt.

Und wie bei jeder anderen Sucht müssen wir erst ganz unten ankommen – an unserem Tiefpunkt, der vielleicht ein anderer ist als der anderer Menschen. Wir müssen die Nase voll davon haben, die Nase voll zu haben, nervös zu sein, besorgt, gestresst, unglücklich und so weiter. Wir müssen unsere alten Denkmuster und Verhaltensweisen satthaben, genau wie die Konsequenzen, die sich daraus für uns ergeben. Wir müssen das alles satt genug haben, um uns einen neuen Pfad erschließen zu wollen – eine neue Art, auf unsere Gedanken zu reagieren, und eine neue Art, über das Denken zu denken. Auf eins können wir uns verlassen: Wenn wir weiterhin das tun, was wir immer getan haben, dann bekommen wir auch weiterhin, was wir immer bekommen haben. Wir müssen Schritte auf einem neuen Weg gehen, um an einen anderen Ort zu gelangen. Dieses Kapitel zeigt eine Reise zu einer ganz neuen Daseinsform.

Gewinnen Sie Abstand durch inneres Zuhören

Der erste Schritt bei der Befreiung vom exzessiven Denken ist der Entschluss, unserem Kopf zu lauschen – auf unser Bewusstsein zu achten. Wenn wir in einer beliebigen Denkschleife gefangen sind, haben wir den Abstand verloren … den Abstand zwischen der Person, die den Gedanken zuhört, und den Gedanken selbst. Wir sind mit den Gedanken verschmolzen und daher nicht in der Lage, sie als separate Entitäten vor uns zu hören oder zu sehen. Wenn wir feststecken, scheinen unsere Gedanken nicht von uns getrennt zu sein. Die Gedanken sind wir, und wir sind die Gedanken.

Durch inneres Zuhören (unseren Gedanken zuzuhören, ohne ihnen zu glauben) schaffen wir diesen Abstand zwischen uns und unseren Gedanken. Indem wir auf die Worte achten, die unser Kopf zu uns sagt, treten wir aktiv von unseren Gedanken zurück, bekommen sie ins Blickfeld – erzeugen ein *Wir* und ein *Es*. Damit verschieben wir unsere Perspektive und werden zu dem Bewusstsein, das die Gedanken sieht, während die Gedanken zu Objekten werden, die vor uns und in uns auftauchen.

Inneres Zuhören heißt aber nicht nur einzuüben, Gedanken in den Blick zu nehmen. Es gehört auch dazu, auf unsere Aufmerksamkeit zu achten, zu bemerken, wohin sie von Moment zu Moment wandert, wem und was sie folgt und auch, wem und was sie folgen möchte. Wenn wir geübter darin werden, sehen wir mit der Zeit nicht nur die Gedanken aufkommen, sondern auch, wohin es unsere Aufmerksamkeit zieht. Je mehr wir uns darin üben, desto feinsinniger wird unsere Fähigkeit, all das zu bemerken. Unser Bewusstsein erweitert sich, und damit auch unsere Freiheit.

ÜBUNG: Lenken Sie Ihre Aufmerksamkeit um

Halten Sie inne und achten Sie auf die Gedanken, die in Ihrem Bewusstsein auftauchen. Achten Sie darauf, wohin Sie Ihre Aufmerksamkeit richten. Lenken Sie Ihre Aufmerksamkeit nun gezielt weg von der Richtung, in die sie möchte. Spüren Sie, wie sich das Umlenken der Aufmerksamkeit anfühlt. Lenken Sie Ihre Aufmerksamkeit nun zurück dorthin, wo sie sein möchte. Üben Sie, Ihre Aufmerksamkeit umherzubewegen. Bekommen Sie ein Gefühl für die Energie oder den Verstand, der die Aufmerksamkeit lenkt. Nehmen Sie sich den ganzen Tag über immer mal wieder einen Moment Zeit, um einen Schritt zurück zu treten und darauf zu achten, wohin Ihre Aufmerksamkeit gerichtet ist. Spielen Sie damit, bewegen Sie sie umher. Achten Sie darauf, wohin es Ihre Aufmerksamkeit zieht. Machen Sie es sich zur Gewohnheit, Ihrer Aufmerksamkeit Aufmerksamkeit zu schenken. Stellen Sie sich immer wieder die Frage: *Wo liegt gerade meine Aufmerksamkeit?*

Mit innerem Zuhören lernen wir unseren Kopf ganz genau kennen: Wir werden zu Expert:innen für seine Tricks, Taktiken und Propaganda, entwickeln ein Bewusstsein dafür, wie unser Kopf spricht und sich bewegt. Je eingespielter wir auf unseren Kopf sind, desto besser hören wir unsere Gedanken aufkommen, während sie noch dabei sind, unsere Aufmerksamkeit herbeizulocken – bevor wir ihnen ins Netz gegangen sind. Das gibt uns Entscheidungsfreiheit – das *letzte Wort* dabei, was für eine Art innerer Erfahrung wir uns schaffen wollen.

Unsere Gedanken sprechen mit unserer eigenen Stimme zu uns, was es nur noch schwerer macht, sie als etwas zu sehen und hören, was nicht wir selbst ist. Unsere negativen Gedanken nutzen unsere Überzeugungen, Ängste, Erfahrungen und mehr, um ihre Argumente zu liefern. Unsere Gedanken klingen wie wir, denken wie wir, bewerten wie wir, fühlen wie wir ... und doch sind sie (zum Glück) nicht wir. Anders als beim „Ententest", von dem Sie vielleicht schon einmal gehört haben, kann man hier sagen: Die Gedanken laufen, sprechen und quaken wie Enten, sind aber keine Enten.

Um unsere Gedanken als abgetrennt von uns selbst sehen zu können, müssen wir es uns zur Gewohnheit machen, sorgfältig und konsequent auf die Vorgänge und Geräusche in unserem Kopf zu lauschen, ohne sie zu glauben oder uns darin einzuschalten. Wir müssen die Fähigkeit und die Gewohnheit ausbilden, unser Ohr nach innen zu kehren und auf den Radiosender unseres Kopfes zu schalten, den wir immerzu hören – selbst wenn wir das gar nicht wissen, selbst wenn die Lautstärke ganz leise gedreht ist. Nach innen zu lauschen ist die wichtigste Übung, um sich von negativem Denken zu lösen, ohne geht es nicht – es ist die Voraussetzung für unsere Freiheit.

Anerkennen, akzeptieren und sich entwirren

Sobald wir negative, zwanghafte oder andere exzessive Gedanken bemerken, müssen wir zunächst innehalten, aus dem Hamsterrad steigen und die Tatsache anerkennen, dass die Gedanken im Anmarsch sind und uns erwischt haben. Wir stellen einfach die aktuelle Wirklichkeit fest, in der unsere Gedanken uns überrennen, überschwemmen, befeuern, verschlingen oder was auch immer am zutreffendsten klingt. Wir halten inne und sagen uns: „Wow, ich stecke wirklich fest" oder „Mein Kopf hämmert ja echt auf mich ein", oder welche Feststellung für uns in dem Moment am richtigsten scheint. Damit gehen wir automatisch etwas auf Abstand von den Gedanken, stellen uns als diejenigen heraus, die sie hören, aber *nicht* durch sie definiert werden. Wir definieren zwei Entitäten, ein *Wir* (das Bewusstsein) und ein *Sie* (Gedanken).

In dem Moment, in dem wir auf diese Weise feststellen, was in unserem Kopf vor sich geht, beginnen wir auch, Linderung zu spüren. Die Anwesenheit der Gedanken anzuerkennen erlaubt uns ironischerweise, uns aus den Gedanken und dem ganzen Denksturm zu entwirren. Durch dieses Anerkennen gibt es plötzlich ein sicheres, abgetrenntes Ufer, von dem aus wir die Gedanken beobachten können, ohne in ihnen zu ertrinken.

In dieser Anerkennungs- und Akzeptanzphase kann es auch helfen, unserem negativen Denker einen Namen zu geben. Wenn wir die Stimme der Negativität in uns kennzeichnen, lockert das die negativen Botschaften auf und trennt uns von ihnen.

Ein Name schafft Raum. Wir können auch ein paar verschiedene Namen verteilen: Matilda für die Schwarzmalerin, die uns vor allem warnt, das schiefgehen könnte (und laut ihr auch wird); Barbara für die Selbstkritikerin, die uns alles in Erinnerung ruft, das an uns nicht stimmt; Hal für den Verbitterten, der uns keine einzige Ungerechtigkeit vergessen lässt, die uns irgendwann einmal angetan wurde. Wenn Sie möchten, geben Sie den verschiedenen Arten von Gedanken Namen von Personen, die Sie an die entsprechenden Empfindungen erinnern, und dann legen Sie los. Wenn die Gedanken aufkommen, nehmen Sie sich einen Moment Zeit, die jeweilige Stimme mit dem dazugehörigen Namen zur Kenntnis zu nehmen: *Ach schau mal einer an, Matilda ... Will mir schon wieder erzählen, dass ich scheitern werde und alles böse enden wird. Danke fürs Bescheidsagen, Matilda! Und jetzt zieh Leine!*

Schenken Sie sich selbst Mitgefühl

Wenn wir bemerken, dass negative Gedanken aufkommen, müssen wir innehalten und diese Wahrheit ebenfalls benennen. Wir müssen uns einen Moment Zeit nehmen, um uns ganz bewusst eine Portion Mitgefühl entgegenzubringen – hier, mitten im Auge des Sturms. Wir können eine Hand aufs Herz legen, tief durchatmen und einfach sagen: „Das hier zählt, meine Erfahrung zählt." Im Heilungsprozess ist nichts wichtiger, als uns an die grundlegendste und liebevollste Wahrheit von allen zu erinnern: Unser Leid zählt. Wir zählen. Diese Wahrheit zu kennen (was manchmal bedeutet, sie zunächst einmal zu lernen) ist die Wurzel unserer Transformation.

Wenn Sie mehr (Selbst-)Mitgefühl möchten oder brauchen, können Sie noch etwas hinzufügen wie „Oh Mann, ich stecke wirklich fest" oder „Das tut echt weh" oder „Ich wünschte, das würde aufhören". Welche Worte auch immer uns in den Sinn kommen, wir nehmen uns einen Moment Zeit, unsere Erfahrung zu würdigen – wie es sich jetzt gerade in unserer Position anfühlt. Diese mitfühlende Pause, das Anerkennen unserer eigenen Erfahrung, ist ein entscheidender und unübergehbarer Schritt im Prozess, um uns von unserer selbst auferlegten Grausamkeit zu befreien.

Inneres Zuhören, Anerkennung und Mitgefühl sind die Wurzel unserer Genesung und, in diesem Fall, der Überwindung unserer Denksucht. Diese grundlegenden Prozesse legen das Fundament für unsere Transformation. Sobald wir die Wahrheit darüber erkannt haben, was in unserem Kopf geschieht, anerkannt haben, was wir uns selbst antun, und uns selbst Mitgefühl für unsere Erfahrung geschenkt haben, können wir mit einer Vielzahl unterschiedlicher Reflexionen und Übungen herumexperimentieren.

Seien Sie neugierig auf Ihren eigenen Kopf

Eine Warnung: Sollten Sie, nachdem Sie Ihre Gedanken gehört und anerkannt haben, wieder damit anfangen, gegen sie anzukämpfen oder sie verändern, widerlegen oder auslöschen zu wollen, dann arbeiten Sie damit erneut Ihren negativen Gedanken zu, geben Ihnen neue Energie. Die Zeit und Aufmerksamkeit, die Sie dem Kampf mit Ihren Gedanken schenken, stärkt sie und hilft ihnen, einen nur noch heftigeren Angriff zu starten. Wogegen wir anrennen, das bleibt, und es bleibt uns mit voller Wucht erhalten, bekräftigt durch unsere eigene Energie. Erinnern Sie sich mit diesem Wissen daran, etwas scheinbar Unnatürliches zu tun: den Kampf gegen das aufzugeben, was am gefährlichsten scheint, und stattdessen die Neugier auf Ihren eigenen Kopf zu wecken.

Hier ein paar Fragen, die Sie sich im entsprechenden Moment stellen können, verpackt in Geschichten, damit Sie ihre Wirkung miterleben können.

Woran glaube ich jetzt gerade?

Cara ging mit ihrem engsten Freund aus Kindertagen spazieren. Sie lachten und genossen die gemeinsame Zeit. Ihr Freund machte die scherzhafte Bemerkung, er finde nicht leicht Freunde, woraufhin sie ebenso scherzhaft-verspielt zurückgab: „Na ja, du hast mich gefunden." Seine Antwort war ein (in ihren Ohren) kühles, wenig begeistertes, sogar enttäuschtes „Mh-mhh". Damit war sie alles andere als glücklich. Sie hatten einen schönen Tag gehabt, aber von einem Moment auf den anderen fühlte sie sich verletzt und wütend und machte sich auf den Heimweg.

Während sie lief, baute sich in ihrem Kopf ein Tornado auf, in dessen Zentrum der Gedanke stand, ihr bester Freund habe einen liebevollen Moment, einen Moment des Verbundenheitsgefühls, vorsätzlich mit Füßen getreten. Ihre Gedanken waren sich außerdem sicher, er wäre gar nicht so glücklich darüber, sich damals in der Schule mit ihr angefreundet zu haben, und hätte lieber andere Freunde. Mit jedem Schritt wurde sie wütender, bitterer, verletzter und überzeugter von ihrer Geschichte.

Zu Hause kam ihr plötzlich folgende Frage in den Sinn: Machte sie ihre Entscheidung in diesem Augenblick – bei ihrer Geschichte darüber zu bleiben, was gerade passiert war – glücklicher oder unglücklicher? Die Antwort war einfach. Sie wusste ohne jeden Zweifel: Wenn sie bei dem blieb, was sie dachte, würden ihr Abend und vielleicht sogar die nächsten paar Tage schwierig, angespannt und furchtbar werden. Sie fragte sich, ob es das wirklich wert war, wenn sie auch eine andere Entscheidung treffen und ihre nächsten 36 Stunden und mehr in ganz andere Bahnen lenken könnte.

Als Nächstes stellte sie sich die Frage, die ihr dann wirklich aus ihrer Geschichte heraushalf und sie antrieb, etwas anderes zu unternehmen. Sie fragte sich, ob sie diese Geschichte eigentlich glaubte. Glaubte sie, dass die Bedeutung, die sie diesem Austausch zugeschrieben hatte, wirklich stimmte?

Mit diesen Fragen im Kopf stellte sie fest, dass sie sich selbst in ein fürchterliches Dickicht aus etwas hineingedacht hatte, an das sie nicht einmal glaubte. Sie glaubte nicht, dass ihr Freund ihr wehtun oder lieber mit anderen Leuten befreundet sein wollte. Dieses neue Bewusstsein ließ sie erkennen, wie lächerlich es wäre, ihren gegenwärtigen Gedanken weiter nachzuhängen und auf sie zu reagieren, als wären sie die Wirklichkeit. Es ließ sie auch ein ganz neues Gefühl ihrem Freund gegenüber empfinden. Die Feststellung, dass er ihr nicht wehtun wollte, ließ sie seine Gutmütigkeit zur Kenntnis nehmen und ihn zu würdigen wissen.

Was müsste ich wissen?

Sarah hingegen hatte gerade einen dicken Streit mit ihrem Mann hinter sich. Sie war fuchsteufelswild. Immer wieder ging sie die gleiche Gedankenschleife durch: Er höre nicht zu, erinnere sich nie an etwas, das sie ihm erzählt hatte, und sei beleidigt, wenn sie ihren Frust darüber zum Ausdruck brachte, sich ständig wiederholen zu müssen. Nachdem ich mir die x-te Wiederholung dieser mentalen Aufnahme angehört hatte, fragte ich Sarah, was sie wissen müsste, was sie erfahren *könnte,* um dieses Narrativ loslassen zu können. Welche Einsicht oder Erkenntnis (außer die Feststellung, dass ihr Mann gelernt hatte aufzupassen) würde sie von dieser Denkschleife befreien, es ihr möglich machen, ihren Groll nicht weiterhin abzuspulen und ihren Schmerz nicht mehr wiederholt zu erleben? Wir saßen eine Weile still da. Als sie schließlich den Mund aufmachte, war ich überrascht von ihren Worten, genauso wie sie selbst. Was noch überraschender war: Allein die Feststellung, was sie wissen *müsste,* ermöglichte es ihr bereits, es auch tatsächlich zu wissen ... ohne jede zusätzliche Bestätigung.

Sarah enthüllte zwei Dinge. Erstens: Wenn sie wissen könnte, dass sie ihren Mann auf ganz grundlegender Ebene nicht brauchte, ihr Glück oder Wohlbefinden nicht unweigerlich von ihm abhing, dann würde dieses Wissen sie davon befreien, sich mit dieser speziellen Gedankenschleife beschäftigen zu müssen. Wenn sie wissen könnte, dass es ihr mit ihm oder ohne ihn gut gehen würde, dann könnte ihr Mann weiterhin vergessen, was sie ihm erzählt hatte, oder auch nicht, aber ihr wesentliches Wohlbefinden würde nicht mehr davon abhängen, ob er sich änderte. Dann könnte sie sich beruhigt und von dem Drang befreit fühlen, ihn kontrollieren oder verändern zu müssen. Bewaffnet mit dem Wissen darüber, was sie wissen müsste (damit es ihr gut ging), konnte Sarah sich diese Wahrheit anbieten, die sie tief im Innern bereits kannte, aber unterwegs aus den Augen verloren hatte. Sie sagte sich selbst genau die Worte, die sie hören musste: „Mir wird es gut gehen, egal, was kommt, mit ihm oder ohne ihn." Sie sprach diese Worte laut aus, konnte sich damit auf ihr eigenes Glück konzentrieren und den Kampf in ihrem Kopf und mit ihrem Mann sein lassen.

Indem sie sich diese Frage stellte, bemerkte sie auch noch etwas anderes Wichtiges. Sie fand heraus, wenn sie ihrem Mann nicht erklären müsste, was sie an seinem Verhalten störte, und wenn es nicht ihre Aufgabe wäre, dass er ihr zustimmte und Mitgefühl für sie zeigte, dann könnte sie dieses Denkmuster hinter sich lassen. Dann wäre sie frei davon, wieder aufwärmen zu müssen, warum sie richtiglag, und ihre Verbitterung immer wieder bestätigen zu müssen. Wenn sie dann auch noch wissen könnte, dass ihr Mann ihre Gefühle nicht verstehen musste, damit sie sie fühlen durfte, dann würde es ihr besser gehen. Dann wäre der Kampf in ihrem Kopf vorbei.

Erstaunlicherweise stellte sich heraus, dass Sarah sich nur darüber klar werden musste, was sie wissen müsste – über das *Wenn das hier gegeben wäre* –, um zu merken, dass sie es bereits wusste. Tief im Herzen wusste Sarah, dass ihre Gefühle keine Daseinsberechtigung in Form von Verständnis oder Wertschätzung seitens ihres Mannes brauchten, dass ihre Erfahrung real war, zählte und ganz von sich aus Anteilnahme verdiente, ohne jede Erklärung oder Rechtfertigung. Sie erkannte ihre bisherige Annahme, sie müsse ihrem Mann ihre Gefühle verständlich machen, sie werde erst Wertschätzung und damit auch Erleichterung erfahren, wenn er es kapierte. Erst wenn *er* ihre Gefühle anerkannte, würde es ihr gut gehen. Doch Sarah war in der Lage, diese Gedanken und Annahmen zu überwinden, indem sie direkt auf Tuchfühlung mit ihrem Erleben ging und sie festhielt – ohne sie beschreiben und erklären zu müssen. Daraufhin befreite sich Sarah von den schmerzhaften und zwanghaften Gedanken daran, *warum* sie verärgert war und *warum* ihr Mitgefühl zustand. Allein durch das Wissen, was sie wissen müsste, entdeckte sie, was sie längst wusste – und diese Entdeckung gab ihr das Wohlwollen und Verständnis, nach denen sie gesucht hatte.

Es ist ein Akt des Selbstmitgefühls, uns einfach die Frage zu stellen: *Was müsste ich wissen, um diese Gedanken loslassen zu können? Wenn ich das wissen könnte, dann könnte ich darüber hinwegkommen.* Wenn Sie das nächste Mal in einer negativen Denkschleife stecken, überlegen Sie es sich. Ich bezeichne diese Frage als Akt des Selbstmitgefühls, weil sie uns, noch bevor wir bei einer Antwort landen, an einen Ort in uns einlädt, an dem das liegt, was wir im tiefsten Herzen wissen, aber noch nicht ausformuliert oder zu wissen und zu fühlen gewagt haben. Der Ort, an dem wir nach einer Antwort auf diese Frage suchen, ist der Ort der Sehnsüchte unseres Herzens, wo unsere wahren Wunden liegen, unsere Intuition und auch wahre Weisheit. Das Fragen und Herausfinden selbst ist ein Akt der Anteilnahme – ein Anerkennen der Sehnsucht und der Wahrheit in uns, die nur selten unsere volle Aufmerksamkeit bekommen. Wenn wir unserem Verstand diese Frage stellen: „Was würde uns die Freiheit geben, darüber hinwegzukommen?“, erhalten wir eine Reihe Antworten, die alle wahr sein mögen, gemeinhin aber nicht auf den wahren Schmerz eingehen, den wir in uns tragen. Darüber hinaus sind es normalerweise Antworten, die wir schon kennen, eine Liste wohlbekannter Ärgernisse, die im neuen Gewand erscheinen, als wären sie schon gelöst. Wenn wir diese Frage allerdings unserem Herzen und unserem Bauch stellen und uns wirklich die Zeit nehmen zuzuhören, stoßen wir meist auf eine bedeutsamere Antwort. Eine Antwort, die uns für sich genommen schon hilft weiterzukommen.

Schenken Sie sich, was Sie am meisten brauchen

Sobald wir enthüllen, was wir wissen können wollen, dann können wir uns selbst den Trost und die Weisheit schenken, nach denen wir uns sehnen. Der Punkt dabei ist, dass wir das auch dann tun können, wenn es sich nicht zu 100 Prozent sicher oder wahr anfühlt – noch nicht. Uns einfach nur die Worte zu schenken, die wir hören müssen, innerlich oder laut ausgesprochen, ist ein Trost, beruhigt uns und bietet uns Selbstmitgefühl. Wir können uns zum Beispiel sagen: „Es wird dir gut gehen, egal, was passiert.“ Oder: „Ich liebe dich, es ist alles in Ordnung mit dir – egal, wie diese Sache ausgeht.“ Oder: „Du kannst glücklich sein, selbst wenn sich nie etwas an dieser Situation ändert.“ Es geht darum, sich selbst die Worte der Liebe und der Unterstützung zu geben (und sie entgegenzunehmen), die genau auf den Punkt treffen, Ihren ganz persönlichen Wunden Linderung verschaffen und Sie befreien. Wenn Sie bereit dazu sind, können diese Frage und dieses Geschenk ein mächtiges Werkzeug gegen exzessives Denken sein.

Stellen Sie sich der Angst vor dem Loslassen

Wenn wir in einer nicht enden wollenden Denkschleife feststecken, kann es sich so anfühlen, als müssten wir hilflos im immer gleichen Tornado weiterwirbeln, bis die Gedanken beschließen, uns zu befreien. Aber manchmal scheinen wir auch freiwillig in der Schleife zu bleiben, im Schleudergriff des Wirbelsturms, so fürchterlich es sich auch anfühlt. Manchmal, wenn wir uns einem bestimmten Gedankengang entziehen wollen, erscheint uns der Drang, doch dabei zu bleiben und die Schleife weiterschlingern zu lassen, wie eine Frage von Leben und Tod … als riskierten wir mit dem Abwenden von den Gedanken geradezu unser Überleben. Als wäre das Loslassen der Gedanken viel schlimmer, als in den Gedanken zu bleiben. In solchen Fällen können wir diese Intensität allerdings als Gelegenheit nutzen, ein größeres Bewusstsein für uns selbst zu erlangen. Wir können uns fragen: *Wenn ich diese Gedanken fallen lasse und ihnen den Rücken kehre, was fürchte ich zu verlieren? Welche Hoffnung oder Möglichkeit wird dadurch bedroht? Welcher Teil von mir würde verschwinden?*

Oftmals versuchen unsere repetitiven Denkschleifen, vor allem die Leben-oder-Tod-Variante, ein gewisses Selbstbild oder eine Vorstellung von Identität zu erhalten oder zu stützen. Die Annahme geht so: Wenn wir unser Gegenüber dazu bringen können, uns auf die Weise wahrzunehmen, auf die wir gern wahrgenommen werden möchten, uns als die Person zu sehen, als die wir gern gesehen werden möchten, dann (und nur dann) werden wir uns selbst als diese Art Person erleben können – werden wir diese Person *sein* können. Wir müssen immerzu daran denken, wie wir die Wahrnehmung der anderen Person, unseres Gegenübers von uns korrigieren oder kontrollieren können, denn unsere eigene Identität hängt davon ab.

Der Drang, auf bestimmte Weise wahrgenommen und erlebt zu werden, ruft einen großen Teil unseres zwanghaften Denkens hervor. Gerade diese Art Denken kann sich besonders klebrig anfühlen, als könnte man es unmöglich abschütteln. Wenn wir aufhörten, uns nur auf die Aufrechterhaltung und den Schutz unserer Identität zu fokussieren, dann würden wir riskieren, dass die Version der anderen von uns, also deren Geschichte über uns, zu derjenigen wird, die uns definiert; die für wahr gehalten wird. Loszulassen würde bedeuten, die Vorstellung aufzugeben, als diejenige Person gesehen zu werden, als die wir gerne gesehen werden möchten, und manchmal auch, uns selbst als diese Person wahrzunehmen, weil die zwei Wahrnehmungen zusammenhängen. Außerdem würde die Möglichkeit vergehen, als der- oder diejenige gesehen und gekannt zu werden, der oder die wir *wirklich* sind, das Gute in uns, unsere allerbesten Seiten. So eine Denkschleife zu verlassen würde heißen, die gute Version unserer selbst sterben zu lassen. Es hört sich vielleicht etwas komisch und nebulös an, aber im Kopf gehen ständig solche Schlachten um Leben und Tod vor sich.

Sagen Sie einfach Nein!

Wir beten uns immer wieder dieselben negativen Gedanken vor, warum also sollten wir nicht auch dieselben hilfreichen Gedanken genauso kräftig und übermäßig oft wiederholen? Hier ist direkt einmal einer, den es sich lohnt zu wiederholen: *Nein!* Nein, ich werde dieser Negativität mir selbst gegenüber nicht zuhören, ihr nicht glauben, mich nicht darum kümmern, sie nicht respektieren und ihr nicht nachhängen. Die mächtigste Waffe, über die wir gegen negative Gedanken verfügen, ist vielleicht gleichzeitig die simpelste. Dieser klare, direkte, sachliche Gedanke (und diese Anweisung) ist wahrscheinlich effektiver und stärker als jede ausgeklügelte Strategie. Egal, was in Ihrem Kopf passiert, welche Gedanken ins Bewusstsein schießen, *Sie* hören diesen Gedanken zu oder eben nicht, Ihnen steht das finale Vetorecht zu. Auch wenn Sie diese Wahrheit bisher nicht kannten oder sie nicht so ausgeübt haben, können Sie tatsächlich zu den Inhalten Ihrer eigenen Gedanken sagen: „Nein. Schluss jetzt. Weg mit euch. Es reicht!"

Sie können sich auch ein Mantra überlegen, das als einfacher, aber unmissverständlicher Auftrag des Selbstschutzes dient, wann immer der Drang aufkommt, sich selbst anzugreifen. Je nachdem, wie sie sich selbst angreifen, könnte eines der folgenden Mantras hilfreich sein: *Nein! Ich werde mich nicht selbst beschämen, mir nicht für alles die Schuld geben, mich nicht kritisieren, mich nicht über mich selbst lustig machen, mir keine Angst einjagen, mich nicht abwerten, keine gemeinen Worte gegen mich selbst richten. Nein ... komme, was wolle!*

Wenn wir in den *Komme-was-wolle*-Club eintreten, können wir dieses Mantra jederzeit und einfach so einsetzen. Wir müssen die Gedanken bei ihrer Ankunft nicht erst prüfen, mit ihnen diskutieren, die Beweisführung gegen sie aufnehmen oder sie großartig widerlegen, um unsere *Nein*-Karte spielen zu können. Wenn wir diese Affirmation mit Überzeugung wirklich annehmen, dann besteht die Belohnung darin, dass wir diese umfassende *Nein-ich-werde-nicht*-Karte ohne jede Rechtfertigung einsetzen dürfen. Wenn ein Gedanke auch nur den Anflug von Unfreundlichkeit aufweist, halten wir ihm die *Nein*-Karte vor und belassen es dabei. Das Beste ist, dass Sie dem *Komme-was-wolle*-Club jetzt sofort beitreten können.

Fragen Sie: „Kann ich das ändern?"

Wir haben noch eine Fragestellung im Repertoire, die sich an eine Hauptquelle des exzessiven Denkens richtet, nämlich an unseren heftigen und hartnäckigen Drang, die Kontrolle zu bewahren. Wir fragen uns: *Habe ich überhaupt Kontrolle über diese*

Situation, die ich (mit meinen Gedanken) kontrollieren möchte? Liegt es in meiner Macht, diese Situation zu ändern? Wie lange versuche ich schon, sie zu ändern, und wie gut funktioniert das bisher? Wir wollen einen sehr genauen Blick auf die Frage werfen, ob die Kontrolle überhaupt bei uns liegt. Wenn wir diese Fragen (mit Neugier, nicht mit Kritik oder Spott) stellen, können wir mit ihrer Hilfe jene Situationen erkennen, in denen das Ergebnis wirklich nicht in unserer Macht liegt, egal, wie sehr wir versuchen, die Situation oder die Person in Richtung unserer Wünsche zu denken. Manchmal müssen wir erst lange und heftig genug daran scheitern, eine Situation verändern zu wollen, bis wir verstehen, dass sie außerhalb unserer Kontrolle liegt. Doch wenn wir das verstehen, wenn wir wirklich begreifen, dass wir nicht am Ruder sitzen, dann verstehen wir auch, wie lächerlich und zwecklos unser zwanghaftes Denken ist.

Mit der Erkenntnis, was wir nicht kontrollieren können, beginnt die Befreiung. Die Erkenntnis, nicht ändern zu können, was wir ändern wollen, sprengt – paradoxerweise – unsere Ketten. Wir sind nicht länger an das Problem festgezurrt und nicht länger dafür verantwortlich, es zu etwas anderem zu machen. Wir können es nicht ändern, und manchmal sind das die besten Nachrichten, die wir überhaupt bekommen können.

Egal, wie wir zu Gott oder einem höheren Bewusstsein im Universum stehen, auch wenn wir an überhaupt nichts in der Art glauben, kann uns das Gelassenheitsgebet in jedem Fall helfen. Wenn wir um Gelassenheit beten, müssen wir nicht *jemanden* darum bitten. Wenn wir das Gebet an einen Gott oder eine höhere Macht richten wollen, können wir das tun, aber das ist nicht notwendig, um von so einer authentischen Bitte zu profitieren. Es geht so: *Gib mir die Gelassenheit, Dinge hinzunehmen, die ich nicht ändern kann, den Mut, Dinge zu ändern, die ich ändern kann, und die Weisheit, das eine vom anderen zu unterscheiden.* Wir können uns dieses Gebet jederzeit schenken, wann immer wir uns dabei erwischen, die Gedanken auf die Kontrolle von Dingen zu richten, die wir nicht kontrollieren können. Dieses einfache Gebet, dieser Wunsch für uns selbst – hinzunehmen, was wir nicht ändern und kontrollieren können –, liegt im Herzen unserer Freiheit von exzessivem Denken und Leiden.

Bin ich bereit, etwas anders zu machen?

Im Kern eines jeden Veränderungsprozesses liegt die grundlegende Frage: *Bin ich bereit, es anders zu machen? Bin ich bereit, mich zu verändern?* Wenn wir darauf nicht mit Ja antworten können, dann sind wir nicht zu Veränderung bereit, noch nicht zur Freiheit bereit. Fragen Sie sich: „Bin ich bereit, wirklich bereit, mich zu verändern, egal, was es dafür braucht?" Es ist okay, wenn Sie es nicht sind; es ist okay, wenn Sie fürs Erste nur neugierig sind. Es gibt keine richtige oder falsche Antwort auf diese Frage. Aber es ist wichtig, ehrlich darüber zu sein, wo Sie im Veränderungsprozess stehen.

Bei unserer Denksucht bedeutet „etwas anders zu machen" mindestens, den Griff um unsere Gedanken genau in jenen Momenten zu lockern, in denen wir ihn am wenigsten lockern wollen, wenn wir meinen, das wäre höchst unklug. Genau in diesen Momenten müssen wir bereit dazu sein – etwas Neues auszuprobieren, auch wenn wir noch nicht voll und ganz davon überzeugt sein sollten. Etwas Neues auszuprobieren, weil unsere bisherige Herangehensweise nicht funktioniert. Veränderung bedeutet auch die Bereitschaft, nicht länger das durchschauen zu wollen, was wir meinen, unbedingt durchschauen zu müssen. Oder die Dinge undurchschaut zu lassen, ungelöst, so, wie sie sind.

Wenn wir unser Denken verwandeln wollen, müssen wir auch in Betracht ziehen wollen, dass es einen anderen Weg zum Glück geben könnte, zu Frieden – einen, der nicht über mehr Denken führt. Es könnte einen Weg geben, den wir noch nicht sehen können und auch nicht sehen werden, solange wir uns bei der Suche danach auf das Denken verlassen. Letztlich müssen wir bereit sein für die Möglichkeit, dass das Denken nicht die Lösung für unser Leben ist und darin vielleicht sogar das Problem liegt.

Die radikale und radikal andere Entscheidung muss mitten im Hurrikan der Gedanken getroffen werden. Die Entscheidung, unsere Gedanken loszulassen, die Geschichten loszulassen, wieder und wieder, und unsere Aufmerksamkeit zurück auf den gegenwärtigen Augenblick zu richten. Das machen wir anders. Was sich durch diesen Prozess verändert, ist unser Bild von uns selbst – angefangen bei den Gedanken selbst bis hin zum Loslassen der Gedanken. Das ist der unbeschrittene Weg, den wir bereit sein müssen einzuschlagen, die Veränderung, die wir umsetzen wollen müssen.

Wenn Sie beginnen, Ihren Kopf mit seinen ganz eigenen Mustern und Präferenzen zu beobachten, wird diese neue Wirklichkeit, *nicht* Ihre Gedanken zu sein, in Ihnen ebenfalls auf ganz eigene, einzigartige Art zum Ausdruck kommen. Wichtig ist, genau darauf zu achten, was *eine andere Beziehung zu Ihren Gedanken* für Sie bedeutet und welche Veränderungen es dafür in Ihrem persönlichen Prozess und in Ihren Gewohnheiten braucht. Üben Sie sich in dem, was ich hier anbiete, aber ignorieren Sie auch nicht Ihre eigene innere Weisheit. Lauschen Sie in Ihr Inneres. Unser Ziel hier ist es, uns mit einem tieferen Bewusstsein zu verbinden, das sich selbst *nicht* als Gedanken sieht und die Freiheit kennt. Dieses Bewusstsein kann Sie zum gegenwärtigen Augenblick zurückbringen und zu dem Leben, das die Gedanken Ihnen weggenommen und von dem die Gedanken Sie weggenommen haben.

8. Kehren Sie zu dem Leben zurück, das Sie verpassen

Exzessives Denken führt uns in ein paar dunkle und gefährliche Gegenden unseres Kopfes. So viel ist klar. Aber das Denken ist auch ein Dieb. Es stiehlt uns den gegenwärtigen Augenblick und damit auch unser Leben.

Wenn wir im Denken versunken sind, sind wir nicht anwesend. Unsere Aufmerksamkeit ist irgendwo anders, und damit sind wir selbst auch irgendwo anders. Psycholog:innen der Universität Harvard haben festgestellt, dass wir fast 50 Prozent unserer Zeit in Gedanken verloren sind. Geradezu die Hälfte unseres Lebens sind wir abgelenkt und nicht bei dem, was in unserem gegenwärtigen Augenblick passiert.[15]

Ihr Körper ist stets präsent

Wenn wir uns vorstellen, wo sich unser innerer Denker befindet, wo in unserem Körper das Ich, das das Denken übernimmt, eigentlich lebt, dann verorten es die meisten von uns irgendwo hinter den Augen oder im Innern des Kopfes. Wir stellen uns diese Ich-Entität, das Denkende, als eine kleinere Version unserer selbst vor, ein Mini-Ich innerhalb unseres Schädels.[16]

Wenn wir denken, also gemeinhin jederzeit, solange wir wach sind, fokussieren wir unsere Aufmerksamkeit und Energie im Innern unseres Kopfes. Als Resultat unserer kopfzentrierten Existenz verlieren wir die Verbindung zu unserem Körper. Wir vergessen, dass da ja auch noch ein Organismus ist, der diesen Kopf umherträgt, ein ganzes Universum unterhalb unseres Halses – bis wir als kleine Schwebeköpfe herumlaufen, als Gedankenwolken, die nicht mehr an unsere körperliche Wirklichkeit gebunden sind.

Aber wie sehr wir auch im Kopf versunken sind, ist unser Körper immer noch da, macht weiterhin fleißig sein Ding und hält uns am Leben. Unser Körper befindet sich im gegenwärtigen Augenblick, ob unsere Aufmerksamkeit sich dazugesellt oder nicht. Während unsere Gedanken uns aus dem Jetzt herausholen, uns in die Vergan-

---

15 Bradt, Steve. (11.11.2010). „Wandering Mind Not a Happy Mind" [Online-Artikel]. Harvard Gazette, Harvard University. Link: ↗ https://news.harvard.edu/gazette/story/2010/11/wandering-mind-not-a-happy-mind (letzter Aufruf am 02.02.2022).

16 Adyashanti. (2019). *The Most Important Thing.* Louisville: Sounds True. S. 142.

genheit oder Zukunft oder in einen Film in unserem Kopf entführen, kümmert sich unser Körper darum, was jetzt passieren muss.

In jedem einzelnen Moment, inklusive diesem hier jetzt gerade, atmet unser Körper, verdaut die Inhalte unseres Darmtraktes, filtert Blut durch unsere Leber, lässt unser Herz schlagen und führt noch eine endlose Reihe weiterer lebenswichtiger Aufgaben aus. Unser Körper hat nicht den Luxus, sich ausklinken oder abgelenkt sein zu können. Wenn der Körper sich verabschiedet, dann verabschieden wir uns ebenfalls, und zwar endgültig. Glücklicherweise ist der Mensch mit einer angeborenen, zutiefst weisen Funktion ausgestattet: Für die Aufgaben, die unser Überleben sichern, ist nicht der Kopf zuständig. Alle, die schon einmal versucht haben zu meditieren, wissen, wie schwer es sein kann, die Aufmerksamkeit bei einem einzelnen Atemzug zu halten, ganz zu schweigen von zehn Atemzügen hintereinander. Stellen Sie sich mal vor, wir müssten Aufmerksamkeit darauf verwenden, unser Herz weiter schlagen zu lassen oder irgendeine andere lebenswichtige Körperfunktion aufrechtzuerhalten. Dass wir nicht permanent darauf aufpassen müssen, am Leben zu bleiben, ist gut zu wissen. Zum einen heißt das, wir halten eine ganze Ecke länger durch, zum anderen aber auch, dass wir ein großartiges Geschenk vollkommen gratis erhalten. Gleich eine Etage unterhalb unseres Kopfes finden wir ein narrensicheres Portal, durch das wir den gegenwärtigen Augenblick erreichen können. Sobald wir uns in unsere Sinne fallen lassen, sind wir auf direktem Weg ins Jetzt.

ÜBUNG: Aus Ihrem Kopf hinaus in Ihren Körper

Bewegen Sie Ihre Aufmerksamkeit gezielt aus Ihrem Kopf hinaus und hinab in Ihren Körper. Klinken Sie sich aus Ihrem Gedankenfluss aus. Atmen Sie tief durch. Fühlen Sie das Gewicht und die Präsenz Ihres Körpers, das innere Summen Ihres Lebendigseins. Spüren Sie die Erfahrung des Verkörpertseins – voll da zu sein.

Spüren Sie, wie es sich anfühlt, Ihren Körper zu bewohnen. Zu sein statt zu tun. Seien Sie gewiss, dass Sie sich an diesen Ort der inneren Präsenz fallen lassen können, wann immer Sie es wollen oder brauchen. Stets präsent wartet Ihr Körper darauf, dass Sie sich wieder zu ihm gesellen.

Lernen Sie, Gefühle direkt zu erleben

Zusätzlich zum Ausklinken aus unserem Körper erlaubt es uns das Denken auch, uns aus unseren Gefühlen auszuklinken – ihnen auszuweichen. Wenn wir das, was uns passiert, nicht erfahren wollen, auch wenn wir nicht genau wissen, was es ist, dann benutzen wir das Denken als Fluchtweg. Wir sind bestens ausgebildet und sehr gut trainiert darin, über unsere Probleme nachzudenken; wir wissen, wie wir sie umherdrehen können, auf den Kopf stellen, hin und her rücken – stunden-, wochen- und sogar lebenslang. Hingegen sind wir oft ungeübt darin, unsere Gefühle zu fühlen. Wir haben Angst vor schwierigen Gefühlen und sind uns sicher, wenn wir unsere Gefühle zulassen, werden sie uns für immer festhalten. Als Reaktion auf die Bedrohung, uns emotional unwohl zu fühlen, lenkt uns der Kopf in eine wohlbekannte, sichere Richtung. Wir beschäftigen uns damit, über unsere Probleme nachzudenken: sie zu analysieren, auseinanderzunehmen und Strategien und Lösungen dafür zu entwickeln, alles als Vorwand dafür, sie nicht tatsächlich durchleben zu müssen. Der Kopf wird immer versuchen, über schwierige Emotionen nachzudenken, statt sie zu fühlen. Das Denken ist die effektivste und am weitesten akzeptierte Methode, unserer eigenen Erfahrung aus dem Weg zu gehen.

Seltsamerweise bringt man uns nie bei, wie man Gefühle erlebt, jedenfalls nicht direkt. Den meisten ist gar nicht klar, dass das Nachdenken über Emotionen nicht dasselbe ist, wie sie zu fühlen. Von klein auf lernen wir, Pro-und-Kontra-Listen zu erstellen, die Gründe für unsere Gefühle herauszufinden, zu verstehen, warum wir uns auf eine bestimmte Weise fühlen, und vor allem, eine Lösung für die Probleme zu finden, die diese Gefühle auslösen. Diese mentalen Turnübungen mögen interessant sein und uns manchmal auch dabei helfen, unsere Erfahrung zu verstehen und zu artikulieren, doch sie halten uns auch auf Abstand von dem eigentlichen Gefühl. Wir lieben die Warum-Fragen: Warum fühlen wir uns so? Aber wir ergreifen die Flucht vor den Was-Fragen: Was fühlen wir eigentlich genau? Und wir fliehen sogar noch schneller vor der Möglichkeit, es tatsächlich zu fühlen.

Wenn wir über unsere Probleme nachdenken und sprechen, wollen wir unseren Gefühlen fernbleiben, aber auf diese Weise bleiben wir nur in ihnen gefangen. Der einzige Weg aus einem schwierigen Gefühl heraus ist mitten hindurch. Wir müssen unsere Emotionen fühlen, damit sie heilen und sich verändern können; wir müssen die Gefühle erfahren – und nicht bloß über sie nachdenken und sprechen.

ÜBUNG: Fragen Sie den Körper

Atmen Sie ganz langsam bis tief in den Bauch ein. Entspannen Sie sich. Spüren Sie den Empfindungen in Ihrem Körper nach. Nehmen Sie sich einen Moment Zeit, um dort anzukommen. Wählen Sie dann eine Situation (oder Beziehung), die bei Ihnen Stress verursacht. Wählen Sie nichts Traumatisches oder tief Verstörendes. Nehmen Sie etwas mit einem Stresslevel von sechs oder sieben von zehn. Legen Sie eine Hand aufs Herz und, wenn das bequem ist, die andere auf Ihren Bauch. Fragen Sie sich nun: „Wie fühlt sich diese Situation an?" Lauschen Sie ein paar Minuten lang einfach nur auf das, was kommt.

Wenn es Ihnen wie den meisten anderen geht, wird die erste Runde Antworten hauptsächlich aus Erklärungen oder Beschreibungen bestehen, was Sie in dieser Situation fühlen und wie Sie darüber denken. Ihnen werden Gedanken kommen, die deuten oder zusammenfassen, warum Sie sich auf diese Weise fühlen. Die erste Reaktion stammt meist aus dem Kopf; Sie legen Ihren Fall dar und liefern die Argumente dafür, warum Sie mit Ihren Gefühlen richtigliegen.

Fragen Sie sich noch einmal: „Wie fühlt sich diese Situation an?" Fragen Sie diesmal nicht Ihren Kopf. Richten Sie die Frage stattdessen an Ihren Bauch, Ihr Herz oder was immer Ihnen treffend vorkommt. Fragen Sie Ihren Körper, wie es (für ihn) ist, diese Situation mit sich herumzutragen.

Von unserem Körper bekommen wir normalerweise eine weniger intellektuelle Antwort. Es kommen Gefühlswörter wie „Es tut mir weh" oder „Ich bin wütend" oder „Ich fühle mich traurig, als wäre mein Herz gebrochen". Manchmal auch „Ich fühle eine Schwere in der Magengrube oder einen Druck in der Brust oder Verschwommenheit im Kopf". Das Ziel dieser zweiten Ebene ist es, Ihr Narrativ dieser Situation abzulegen, aus Ihrem Kopf heraus- und in das emotionale und physische Empfinden der Situation hineinzukommen, in den Körper.

Achten Sie darauf, wo in Ihrem Körper Sie diese Situation erleben und wie sie sich äußert. Nehmen Sie das einfach nur auf, ohne Wertung. Dann stellen Sie die Frage ein drittes Mal. Aber statt sich zu fragen, wie sich die Situation anfühlt, laden Sie sich selbst dazu ein, die Situation und die damit verbundenen Gefühle einfach zu fühlen. Das heißt, ohne sie zu beschreiben, zu erklären oder nachzuerzählen. Spüren Sie einfach nur jene Stellen Ihres Körpers, wo die Empfindung sich manifestiert. Behalten Sie die Hand auf dem Herzen und spüren Sie, wie es sich in Ihrer Brust anfühlt, ohne dem Gefühl einen Namen zu geben oder es zu bewerten. Tun Sie dasselbe mit Ihrem Bauch.

Der Zweck dieser Übung besteht darin, sich nicht selbst Bericht darüber zu erstatten, wie Sie sich fühlen, sondern einfach und direkt zu fühlen, was in Ihnen vor sich geht, ohne es sich selbst zu beschreiben oder zu erklären. Wenn Sie einen Druck in der Brust spüren, fühlen Sie den Druck selbst; wenn es in Ihrem Bauch flattert, fühlen Sie das Flattern selbst; wenn ein allgemeines Gefühl der Schwere vorherrscht, fühlen Sie das. Erzählen Sie sich nichts darüber, was in Ihnen geschieht.

Steigen Sie aus dem Ausweichgraben

Wir benutzen das exzessive Denken nicht nur dazu, unsere Gefühle nicht zu fühlen, sondern auch dafür, wahre Veränderungen in unserem Leben zu umgehen. Wie eine Klientin es ausgedrückt hat: „Wenn ich aufhören würde, ständig über meine Ehe nachzudenken, die ganzen Probleme auseinanderzunehmen, dann müsste ich mich vielleicht echt scheiden lassen." Über eine schwierige Situation nachzudenken kann uns zwar zweifellos helfen, die richtigen nächsten Schritte herauszubekommen, aber oft benutzen wir das Denken dazu, die Maßnahmen hinauszuzögern oder zu umgehen, die zu einer wirklichen Veränderung führen würden. Wir entwerfen und überarbeiten unsere Gedanken darüber, was in unserem Leben nicht stimmt, und denken uns alle möglichen interessanten Strategien aus, wie wir die Dinge verbessern könnten – vernünftige Zeitabläufe und Pläne ... In der Tat gute Ideen. Aber da bleiben wir dann stehen, in der Denk- und Planungsphase des Prozesses. Wir gehen nicht wirklich dazu über, die Schritte auch zu *unternehmen*, die wir uns so sorgfältig zurechtgelegt und so spitzfindig umrissen haben. Das Denken kann sich als die Stelle entpuppen, an der uns die Wegelagerer auflauern, als Treibsand unter unserer Vorwärtsbewegung. Aber wir merken nicht, dass es der Denkprozess selbst ist, der uns festhält. Fragen Sie sich: Benutzen Sie das Denken, um dem auszuweichen, was getan werden muss?

Entscheiden Sie sich für die Wirklichkeit statt für die Fiktion

Das Problematischste an unserer Denksucht ist allerdings, dass wir uns unaufhörlich des Denkens bedienen, um die Dinge in unserem Leben zu erklären. Unser Kopf verbringt einen Großteil seiner Zeit damit, kleine Erfahrungsschnipsel zusammenzufügen, tatsächlich jede noch so zufällige Wahrnehmung mit hineinzuweben und aus diesen Informationen ein sinnvolles Narrativ zusammenzustellen, das uns die Geschichte unseres Lebens und darüber, wer wir sind, erzählt. Da wir selbst die Autor:innen sind, spielen wir natürlich die Hauptrolle in dieser Geschichte, die von unseren Neigungen und Einflüssen gesteuert wird. Ein Narrativ aus unserem Leben zu spinnen ist normal, es soll unseren Erfahrungen eine Bedeutung verleihen. An dieser Absicht ist nichts auszusetzen. Doch indem wir die Bedeutung unserer Erlebnisse und Wahrnehmungen skripten, verlieren wir die Verbindung zu dem, was sich eigentlich in der Realität abspielt. Am Ende glauben wir unserem erdachten, persönlichen Narrativ über die Wirklichkeit und leben in der Version, die unsere eigene Psyche und Prägung verzerrt haben. Wir sehen die Welt nicht so, wie sie ist; wir sehen eine von uns selbst erschaffene Welt, eine, die dem allgemeinen Film in unserem Kopf entspricht. Das Denken tritt als Zerrspiegel auf und macht die Wirklichkeit zu etwas anderem, als sie ist.

Jane saß gerade im Café, als sie einen scharfen Schmerz im Fuß spürte. Sofort prasselten Gedanken auf sie ein, was dahinterstecken könnte. Der Schmerz müsse wohl daher kommen, dass sie neulich joggen gegangen war, nachdem sie zuvor monatelang keinen Sport gemacht hatte. Daraus schloss sie, dass sie von ihrem Leben nichts Gutes erwarten konnte, wenn sie nicht bereit war, etwas dafür zu tun. Es sei ihrer Entscheidung, nicht joggen zu gehen, zuzuschreiben, dass sie dick war, weshalb sie auch keinen festen Freund hatte und weswegen sie natürlich auch den Rest ihres Lebens allein mit ihren Katzen verbringen würde. Schon bald war sie völlig in einer Geschichte darüber verheddert, dass ihr Leben gescheitert und sie schuld daran sei. Innerhalb von wenigen Minuten war Jane von einem Schmerz im Fuß zu einer Erzählung ihrer Unzulänglichkeit gelangt, hatte aus einem weitgehend angenehmen gegenwärtigen Augenblick einen erhitzten Zustand der inneren Unruhe und des Selbsthasses gemacht. Dieser Schmerz im Fuß, dessen Ursache sie nicht kannte und der wahrscheinlich ohne Weiteres wieder vorübergegangen wäre, führte zu Hoffnungslosigkeit und Verzweiflung und damit zu einer innerlichen Realität, in der Jane eine schuldbelastete, erbärmliche Figur darstellte.

In einem anderen Beispiel ging Lily mit einer Freundin spazieren und bemerkte einen ungewöhnlichen Ausdruck in ihrem Gesicht. Statt sie zu fragen, was los war, ob sie vielleicht Zahnschmerzen habe, beschloss Lily sofort, der Gesichtsausdruck ihrer Freundin müsse mit ihrem Geburtstagsgeschenk für sie zusammenhängen. Kein Zweifel, ihr Geschenk war nicht teuer oder besonders genug gewesen. Lily kam zu dem Schluss, dass ihre Freundin kein Recht hatte, enttäuscht von ihr zu sein, denn diese Freundin war im Gegenzug nicht zu ihrer Hochzeit gekommen und hatte ihr überhaupt noch nie ein Geschenk gemacht. Lily war nun sauer, gekränkt und in Abwehrhaltung – und der vollen Überzeugung, als unzureichend gute Freundin verurteilt zu werden. Innerhalb weniger Augenblicke landete Lily in einer selbst geschaffenen Hölle; der Gesichtsausdruck ihrer Freundin war zu einem Narrativ verzerrt worden, zu einer vollkommen selbst erdachten Realität. Die Gründe für ihre Aufgebrachtheit ergaben nur in ihrem eigenen inneren Film einen Sinn, eigentlich wusste sie immer noch nicht, was mit dem Gesicht ihrer Freundin los war.

Wir Menschen tun das in und mit jeder Situation, auf die wir stoßen. Etwas passiert, und wir denken es zu etwas, das ganz anders aussieht als seine Originalform, eine Projektion aus unserer Prägung, unseren Wunden, Überzeugungen, Erinnerungen und allem, was wir je erlebt haben. Die Realität dient nur als Startrampe für unsere eigene Fiktion. Wir leben in dem, was wir über unser Leben denken … nicht in dem, was es eigentlich ist.

Schauen wir uns zu guter Letzt Karen an, deren Narrativ sie vor Kurzem den Job gekostet hat, den sie liebte. Bei Karen treffen acht der elf Denksuchtkriterien zu. Sie ist darüber hinaus eine ganz normale, ausgeglichene Person und bestimmt niemand, den Sie als dysfunktional oder wahnhaft bezeichnen würden. Sie erzählte mir von einer Situation, in der eine Kollegin – in Karens Geschichte – ihren Job nicht richtig erledigte und die aufgestauten Aufgaben viel Extraarbeit für Karen bedeuteten. Sie hatte unglaublich viel Zeit damit verbracht, über diese Kollegin und ihren eigenen Ärger ihr gegenüber nachzudenken. Tausendmal spielte Karen innerlich ab, was sie ihr gerne vor den Latz knallen würde, sagte aber in Wirklichkeit nie etwas dazu, wie sie die Situation empfand. Aufbauend auf den wenigen Informationen, die sie über diese Frau kannte, hatte Karen sich eine überzeugende Geschichte zusammengestrickt: Die Kollegin nehme sich das Recht heraus, zu tun, was immer sie wollte, und gehe – wichtiger noch – gleichzeitig davon aus, Karen werde ihr schon hinterherräumen. Karen bezeichnete die Frau als „Zirkuspony" und sich selbst als „Packesel". In Wahrheit wusste Karen sehr wenig über die Vorgeschichte oder momentanen Lebensumstände dieser Frau, und trotzdem hatte sie eine komplexe und gut ausgearbeitete Vorstellung davon, wie sie tickte und – was am wichtigsten war – was sie über Karen dachte.

Bei einem Meeting mit den führenden Köpfen des Unternehmens platzte Karens lange gereiftes zwanghaftes Denken schließlich aus ihr heraus. Restlos überzeugt von der Korrektheit ihres Narrativs machte sie ihren Gedanken Luft und erzählte die Geschichte, die sie innerlich über die Kollegin geschrieben hatte. Es stellte sich heraus, dass die Kollegin, über die Karen obsessiv nachgedacht hatte, zu Hause ein krankes Kind hatte. Sie war bei der Arbeit kürzergetreten, aber in Absprache mit der Chefetage. Karen wurde später für die Zurschaustellung ihres Ärgers und ihrer Respektlosigkeit gefeuert.

Karens unglückliche Worte kosteten sie den Job, aber es war ihr zwanghaftes Denken, das zu diesen unglücklichen Worten geführt hatte. Das Ereignis trat ein, weil ihre Gedanken ohne Bewusstsein dafür, ohne Zweifel oder Zurückhaltung hatten durchdrehen dürfen. Was die Situation für Karen am Ende unerträglich machte, war ihre Geschichte, absichtlich gedemütigt zu werden, für das Zirkuspony den Packesel spielen zu müssen. Ohne es auch nur zu merken, denken wir alle uns pausenlos unsere eigenen Geschichten über andere Leute aus, über Situationen und auch über uns selbst. Wir agieren in unserem persönlichen Film sowohl als Schauspieler:in als auch als Regisseur:in, wir stellen uns diesen Film zusammen und glauben daran, dass er wirklich so passiert.

Gedanken sagen uns: *Sie ist so. Er ist so.* Und vor allem: *Sie denken X, Y und ganz bestimmt Z über mich.* Dann suchen wir nach Beweisen für unsere Geschichte, deuten alles, was uns begegnet, als Bekräftigung unseres Narrativs und ignorieren entweder alles, was ihm widerspricht, oder tun es als unbedeutend ab. Als Nächstes handeln wir nach der Geschichte und ihrer Bedeutung in unserem Kopf. Bei diesem letzten Schritt gehen die Dinge dann richtig in die Hose.

Unserer Glaube an das Denken basiert auf der Annahme, dass unsere Realität, unser Film, auch die Realität der anderen ist – *die* Realität. Wir tappen immer wieder in die Falle, dass unsere Sicht auf das, was passiert (ist) oder stimmt, oft wenig mit der Sicht aller anderen gemein hat. Um dieses Phänomen mitzuerleben, gibt es keinen besseren Ort als meine Sitzungen als Paartherapeutin. Es ist verblüffend, wie zwei Menschen das gleiche Ereignis erleben können und die Gedanken darüber, was bei diesem „gleichen" Ereignis passiert ist, doch von einer Person zur nächsten nicht mehr wiederzuerkennen sind. Es mag vielleicht der gleiche Ausflug ins Kino sein, aber abgesehen vom Titel des Films stimmt nichts überein (manchmal ist sogar der Filmtitel ein anderer!). Was „wirklich passiert", ist von Mensch zu Mensch erschreckend unterschiedlich. Unsere Narrative über die Wirklichkeit stecken voller nützlicher Informationen – allerdings nicht über die Leute, Orte und Dinge, über die sie vermeintlich Auskunft geben, sondern vielmehr über uns selbst und unsere Gedanken.

Die gesamte Geschichte, die wir über unser Leben konstruieren, ist abgekapselt für sich in uns selbst entstanden. Uns im Leben zurechtzufinden und uns dabei nur an unserem persönlichen Narrativ zu orientieren ist zwecklos und absurd. Wir bilden uns ein zu wissen, warum andere Leute tun, was sie tun, wie ihre wahren Absichten aussehen und natürlich, was sie tun müssen, um sich zu verbessern und zu verändern. Doch wenn wir diese Deutungen anstellen und Urteile fällen, stehen wir meist nicht in Verbindung mit jenen anderen Leuten – nicht wirklich. Wir stehen in Verbindung mit unseren eigenen Erinnerungen, Enttäuschungen und Überzeugungen, und mit allen Leuten, die uns bis zu diesem Punkt begegnet sind. Durch unsere Narrative versuchen wir, eine bestimmte Wahrnehmung unserer selbst zu bestätigen oder geradezurücken, eine Identität, die wir andere sehen lassen wollen (oder eben nicht). Die Geschichten, die wir über andere Leute basteln, stammen aus unseren eigenen Projektionen und Prägungen. Letztlich sehen wir, wer wir sind, und nicht, was ist.

Anderen nicht länger unsere Realität aufzwingen

Um eine funktionierende Gesellschaft aufrechtzuerhalten, müssen wir ein paar grundlegende Realitäten gemeinsam haben. Jetzt gerade hier bei mir würden wir wahrscheinlich alle zustimmen, dass ich am Schreibtisch vor einem Computer sitze. Wir wären uns einig, dass es regnet (auch wenn Sie vielleicht sagen würden, es nieselt nur). Was die greifbaren Elemente des Lebens angeht, stimmen wir gemeinhin ohne große Schwierigkeiten überein. Doch bei unseren persönlichen Wirklichkeiten, unseren subjektiven Empfindungen und den Bedeutungen, die wir jedem einzelnen Moment zuschreiben, leben wir alle in höchst unterschiedlichen Universen. Jede diese Realitäten ist für denjenigen, der sie erlebt, genauso real und wahr wie unsere eigene Realität für uns. Wir bilden uns ein, die Realität zu teilen, aber tatsächlich existieren Milliarden persönlicher Realitäten parallel, Milliarden verschiedener Welten spielen sich innerhalb dieser einen physischen Welt ab. Jede:r von uns sitzt in einem eigenen Theater und sieht sich eine eigene Show an, und doch denken wir und verhalten uns auch so, als säßen wir im selben Publikum und schauten uns dieselbe Vorführung namens „wahres Leben" an.

Wenn wir uns auf die Illusion einlassen, dass unsere Gedanken für jede:n die Wahrheit sind, leiden wir darunter, sperren uns in der Gewissheit unseres eigenen Narrativs ein und belasten uns damit, das Leben in eine Richtung lenken zu müssen, in die es unserer Meinung nach zu gehen hat.

Zum Glück ist es aber nicht unsere Aufgabe, der ganzen Welt die Realität vor Augen zu führen, wie sie wirklich ist, wie sie *für uns* ist, in unserem Kopf. Wir müssen nicht die Verantwortung dafür tragen, die absolute Wahrheit zu verkünden … müssen niemandem seine Version der Dinge korrigieren. Wenn wir dazu bereit sind, können wir den gesamten Kampf aufgeben; unsere Wahrheit kann für uns wahr sein, während die Wahrheit anderer Leute für sie wahr sein kann. Wir sind von dem Drang befreit, unsere externe Welt (und alle, die sich darin befinden) kontrollieren zu müssen, wenn wir feststellen, dass unsere Version der Wahrheit, die uns natürlich als Dreh- und Angelpunkt ins Zentrum stellt, nicht im allgemeingültigen Sinn die Wahrheit ist. Unsere Version der Wirklichkeit ist wichtig, aber auch nicht mehr als das – *unsere* Version der Wirklichkeit. Je eher wir das akzeptieren, desto eher finden wir Frieden.

Das Dilemma des Jetzt akzeptieren

Wenn wir denken, geht es dabei normalerweise um etwas aus der Vergangenheit oder Zukunft. Aber dieser Moment, der gerade jetzt passiert, ist eine Art Lücke, die zwischen zwei Orten oder Konzepten steckt: Vergangenheit und Zukunft. Im Jetzt verschwindet die Zeit. Wenn wir voll und ganz mit dem gegenwärtigen Augenblick beschäftigt sind, müssen wir gar nicht denken. Daher stellt der gegenwärtige Augenblick für das Denken ein Dilemma dar: Wie kann es darin seinen Platz finden? Die Lösung, die der Kopf für dieses Dilemma parat hält, lautet häufig, unsere Aufmerksamkeit etwas zuzuwenden, worüber wir sehr wohl nachdenken können, etwas, das noch kommen wird, oder alternativ etwas, das bereits geschehen ist.

Doch wenn das Denken und der gegenwärtige Augenblick aufeinanderprallen, geht eine ganze Menge Denken über das Jetzt vor sich ... Gedanken darüber, was der gegenwärtige Augenblick bedeutet, ob er uns gefällt oder nicht, und unser Lieblingsthema: was er über uns selbst aussagt. Neulich habe ich einen guten Freund herzlich umarmt, einfach nur so. Als wir die Umarmung lösten, fragte er sofort: „Wofür war das denn?“ Indem er die Umarmung in eine Vorstellung hineindachte, ging die gefühlte Empfindung der Umarmung verloren. So sind wir Menschen drauf, ständig verwandeln wir unsere Erlebnisse in mentale Konstrukte – und denken uns aus dem Fühlen und Erleben des Lebens heraus.

Stehen Sie sich nicht selbst im Weg

Im gegenwärtigen Augenblick anzukommen ist tatsächlich viel einfacher, als wir denken oder unser Denken uns glauben lassen will. In seinem Buch *Tennis – das innere Spiel* erklärt der legendäre Sportpsychologe Timothy Gallwey die Bedeutung der Aufmerksamkeit im gegenwärtigen Augenblick, wenn man ein Meister werden will. Gallwey fand heraus, wenn Spitzen-Tennisspieler:innen viel darüber nachdenken, was sie tun müssen, um einen erfolgreichen Schlag zu landen, sind sie zwar für eine Weile in der Lage, den gewünschten Schlag hervorzubringen und zu verbessern, aber die Verbesserung hält nicht an. Bald schon dachten die Spieler:innen über ihre Fortschritte nach, was diese über ihre Identität aussagten, warum sie das nicht schon früher hinbekommen hatten und wie sie es in Zukunft beibehalten könnten. Folglich wurde ihr Erfolg zu etwas, das es nicht zu verlieren galt. Ihre Verbesserungen schwanden rasch, und der Frust kam zurück. Dann fand Gallwey heraus, wenn die Sportler:innen einfach jedes Mal „Bounce“ sagten, wenn der Ball auf dem Boden aufkam, und „Hit", wenn er auf den Schläger traf, verbesserte sich ihr Schlag merklich und blieb vor allem konstant gut, solange sie nur weiter regelmäßig trainierten.[17]

Die Wörter „Bounce" und „Hit" an sich waren gar nicht so revolutionär; sie dienten einfach als Ablenkung, damit die Sportler:innen nicht an all die anderen Dinge dachten, die ihrer Aufmerksamkeit im Weg standen. Jede Ballberührung und jedes Aufkommen des Balls auf dem Boden zu benennen erlaubte den Spieler:innen, das Bewusstsein für den gegenwärtigen Augenblick zu behalten, am jetzigen Punkt zu bleiben und sich nicht in ihren Gedanken und Beurteilungen dessen zu verlieren, was auf dem Platz passierte. Gallweys Schüler:innen mussten sich von der Ablenkung ihrer eigenen Gedanken ablenken. Sie mussten lernen, nicht mehr darüber nachzudenken, wie sie gut werden, ihren Kopf aus dem Weg schaffen und ihrem Körper erlauben, das auszuführen, was er schon gelernt hatte zu tun.

Am tragischsten ist es, wenn wir uns aus dem gegenwärtigen Augenblick herausdenken und uns damit die Erfahrung von Freude versperren. Denken stiehlt Freude. Als Gefangene unserer Gedanken sehen wir nicht die vielen Anlässe zu Dankbarkeit und Ehrfurcht, die sich uns ständig bieten. Wir verpassen die Momente, die Staunen und Anerkennung in uns hervorrufen können. Wir durchqueren vielleicht gerade ein Blumenfeld, sind aber eigentlich in einem Gespräch gefangen, das diesen Morgen oder vor zwei Jahren stattgefunden hat, oder vielleicht fixieren wir uns auch auf die Namen der Blumen entlang unseres Weges, darauf, dass wir unser Kind mehr zum Gärtnern bewegen sollten, oder auf den Lehrer in der sechsten Klasse, der uns für unsere mangelnden Pflanzenkenntnisse fertiggemacht hat. Egal, woran wir denken, am Ende ist das ganze Feld an uns vorbeigegangen und damit das Erlebnis von Freude und Staunen, das es in uns hätte auslösen können. Gedanken bewölken unseren innerlichen Himmel, halten uns davon ab, die Schönheit in uns und in unserer Welt zu sehen. Fragen Sie sich selbst: „Was entgeht mir – und was verpasse ich –, weil ich mit denken beschäftigt bin?"

---

17 Gallwey, Timothy. (1997). *The Inner Game of Tennis.* New York: Random House. S. 7f.

Teil III

Die innere Freiheit leben

9. Die Weisheit des Nichtwissens

Wir leben in einem Zeitalter der Vernunft und Wissenschaft. Wir verehren Information, Forschung und Logik so sehr, dass wir unsere Epoche danach benannt haben: Informationszeitalter. Vernunft bedeutet zu denken, den rationalen Geist zu nutzen, zu verstehen und die Geheimnisse unserer Welt zu entschlüsseln. Mit der Zeit haben wir mehr und mehr auf das Vernunftpferd gesetzt, darauf gewettet, dass das Denken den Tag rettet. Der Verstand ist der Weg zur Erlösung. An diesem Punkt unserer Geschichte haben wir das Interesse an und, zu einem gewissen Grad, den Respekt vor all den anderen Arten des Wissens verloren: körperlich, intuitiv, aus Erfahrung und so weiter – all die Arten, auf die wir ohne Denken und Logik etwas wissen können. Wenn ich vor Publikum Material vorstelle, werde ich trotz 30 Jahren Berufserfahrung mit Menschen und ihren Gedanken und Emotionen fast immer gefragt, welche MRT-Studien oder Forschungsergebnisse ich bieten kann, um meine Beobachtungen zum menschlichen Verhalten zu stützen. Wir haben Vernunft und wissenschaftliche Belege zu unseren Königen gekrönt. Wir glauben daran, dass das Denken alle möglichen Fragen und Herausforderungen des Lebens lösen wird. Und je mehr das Technologielevel explodiert, desto intensiver wird unser Glaube an und unsere Verehrung für das Denken.

Schon allein indem Sie dieses Buch zur Hand genommen haben, indem Sie bereit waren, das Denken an sich auf den Prüfstand zu stellen, schwimmen Sie geradezu gegen den Strom der Geschichte. Sie hinterfragen, was wir alle als Werkzeug des Fortschritts akzeptiert haben, die Methode der Wahl, um das Leben besser zu machen. Sich das Denken einmal kritisch anzuschauen ist für sich genommen schon revolutionär. Wenn Sie der Neugier auf Ihre eigenen Denkprozesse folgen, stoßen Sie den denkenden Geist möglicherweise von seinem Thron an der Spitze Ihres Universums.

In der Frage leben

„Die einzige wahre Weisheit ist zu wissen, dass wir nichts wissen", sagte Sokrates. Viel hat sich verändert in den zweieinhalbtausend Jahren, seit er diese Worte formuliert hat. Unsere heutige Gesellschaft scheint dem großen Philosophen beim Thema Wissen zu widersprechen. Im 21. Jahrhundert glauben wir, alles wissen zu sollen und zu können. Unser unablässiger Drang, nach Antworten zu suchen, und unser Widerwille, das Unbekannte zu akzeptieren, sind die Wurzel unseres exzessiven Denkens.

Mysterien sind kein wirklicher Teil unserer Gesellschaft … Sie sind unzuverlässig oder gehören, wie eine Freundin von mir es ausdrücken würde, in den „Räucherstäbchenbereich“. Die Antwort nicht zu kennen gilt nicht als Antwort. Wir sind kaum auf der Welt, da bringt man uns schon bei, dass Wissen etwas Gutes ist – wir sind gut, etwas wert, wenn wir die Antworten parat haben. „Du hättest es besser wissen müssen“ bekommen wir gesagt, wenn wir als junge Menschen etwas falsch machen. Wir fühlen uns beschämt und unzulänglich, wenn wir die Antwort nicht wissen: Es gibt uns ein Gefühl der Schwäche und Mangelhaftigkeit, Verwundbarkeit und Verlorenheit. Etwas nicht zu wissen ist eine Form des Scheiterns. Wissen hingegen fühlt sich sicher an, als hätten wir die Kontrolle. Folglich täuschen wir es oft vor, werden in Sachen Wissen zu Hochstaplern. Gleichzeitig stürzen wir uns auf Antworten, die nicht wahr und nicht tragfähig sind.

Doch entgegen der Annahme, zu der wir erzogen werden, konfrontiert uns das Leben immer wieder mit Situationen, in denen wir die ersehnten Antworten weder wissen noch herausfinden können und den richtigen Weg nach vorne nicht kennen – ganz zu schweigen von dem größeren Nichtwissen: Was tun wir alle hier? Zu welchem Zweck existieren wir überhaupt? So häufig, wie uns die Erfahrung des Nichtwissens oder zumindest *Noch*nichtwissens im Leben begegnet, wäre es weise, damit leben zu lernen und, was noch besser wäre, dies mit einem Gefühl der Akzeptanz und des inneren Friedens zu tun statt mit einer Verurteilung.

Vielleicht fühlt es sich ungewohnt an, unklug und sogar gefährlich, in einer schwierigen, ungeklärten Situation zu stecken, sie nicht zu durchschauen und nicht zu wissen, wie wir sie angehen oder wieder herauskommen können. So unbehaglich das auch sein mag, erfordert es von uns zu lernen, wie man nicht weiß, zu erleben, wie es sich im Nichtwissen anfühlt, während wir auf mehr Klarheit und die Erkenntnis über das weitere Vorgehen warten. Wenn wir unsere Vorurteile darüber fallen lassen, kann das Leben innerhalb der Frage ein ganz eigener Wohnort werden. Mit etwas Übung können wir uns daran gewöhnen und es sogar genießen, die Antworten nicht zu kennen. Wenn wir uns selbst die Erlaubnis geben, die Antworten nicht zu kennen, erlauben wir auch dem Leben, uns seine Erkenntnisse dann zu offenbaren, wenn es an der Zeit dafür ist, ohne etwas zu erzwingen. Bemerkenswerterweise werden die Fragen dann selbst zu Zielen. Und nicht nur das: Wenn wir den Mut haben, darauf zu vertrauen, stellen wir fest, dass das Nichtwissen für uns tiefere und weisere Lösungen parat halten kann, wahre Lösungen, zuverlässigere Maßnahmen als alles, was wir mental durchboxen könnten, um vorschnell zum Wissen zu gelangen.

Die andere Seite der Denkillusionen

Als man mir zum ersten Mal vorschlug, mir für eine Situation, aus der ich verzweifelt herauszukommen versuchte, die ich unbedingt durchschauen wollte, keine Lösung mehr erdenken zu wollen, klang das wie eine herrliche Idee. Aber ehrlich gesagt hatte ich keine Ahnung, wie ich diesen Rat in die Tat umsetzen sollte. Eine Lösung hatte für mich immer bedeutet, die Geschehnisse zu verstehen, herauszubekommen, was dahintersteckte, und vor allem, was man dagegen tun konnte. Voraussetzung für eine Lösung war immer exzessives und zwanghaftes Denken gewesen. Wenn ich nicht in einem Zustand der Nervosität und Ankerlosigkeit leben wollte, musste ich die noch ungeklärten Fragen beantworten. Ich musste mehr über meine Schwierigkeiten nachdenken, nicht weniger. Friedlich zu leben und die Antworten nicht zu kennen waren nicht miteinander vereinbar; ich brauchte einen Plan, einen Ausweg aus der Lage, keinen gemütlichen Sessel darin.

Aber mit der Zeit wurde mir klar, dass es trotz allem menschenmöglichen Denken immer noch wichtige Fragen in meinem Leben gab, die ich nicht beantworten und nicht auflösen konnte – jedenfalls noch nicht. Diese Wahrheit war unausweichlich und unbestreitbar. Ich musste mir eingestehen und es akzeptieren, dass mich all mein Pseudowissen, meine Lösungsvorschläge und -versuche nicht weitergebracht hatten. Jegliches Wissen, in das ich mich hineingedacht hatte, war lediglich eine Illusion. Je mehr ich zu wissen versuchte, desto mehr schien ich nicht zu wissen. Auf der anderen Seite dieses Eingeständnisses und dieses Akzeptierens stieß ich jedoch auf etwas Unerwartetes: große Erleichterung.

Als ich mich dem Leben in der Frage hingab, kam es mir vor, als sei ich durch eine Falltür gerutscht. Plötzlich fand ich mich im gegenwärtigen Augenblick wieder; ich durfte hier sein, mein Leben auskosten – jetzt. Ich durfte den Blick auf das Erleben dieser Wirklichkeit richten und den Antworten erlauben, in ihrem eigenen Tempo zu mir zu kommen. Für den Moment musste ich nicht alles allein schaffen, mit meinen Gedanken keinen Weg freikämpfen, wie ich immer geglaubt hatte und wie es mir beigebracht worden war. Mich in die Fragen zurückzulehnen ließ mich ganz unerwartet an einer größeren Entfaltung teilhaben, an einem Prozess, der mehr war als ich allein, in dem ich dankenswerterweise nicht mehr die Verantwortung trug, mein Leben an allen Ecken und Enden unter Kontrolle zu haben. Endlich hing nicht mehr alles nur an mir.

Die Wahrheit ist, was ist

In den Fragen zu leben, egal, wie unbequem es sich anfühlen mag, bedeutet, in der Wahrheit zu leben, und sobald wir den Dreh einmal raushaben, beinhaltet das sein eigenes Gefühl von Sicherheit und Verlässlichkeit. Die Sicherheit, die wir in der Wahrheit erfahren, kommt allerdings nicht daher, dass alle Antworten offen liegen oder die Wahrheit so bequem ist (was ein Gefühl von Sicherheit normalerweise ausmacht), sondern viel eher daher, dass sich über die Wahrheit nicht verhandeln lässt … Denn die Wahrheit ist, was ist. Sich dem Nichtwissen hinzugeben heißt, unsere Füße auf beweglichen Boden zu stellen und zu akzeptieren, dass wir uns in einem Prozess mit unbekanntem Ergebnis befinden und dass dieser Prozess fürs Erste das Ziel ist.

Jenseits der Kontrolle liegt eine frische Version Ihrer selbst

Wenn wir akzeptieren, dass wir nicht jede Antwort kennen können, laden wir uns gleichzeitig dazu ein, demütig zu sein, unsere Identität als Wissende:r aufzugeben, als Kontrollierende:r. Wir erkennen an, dass die Ereignisse eigentlich nicht in unserer Hand liegen, und das verlangt bemerkenswerte Stärke und den Mut, ehrlich mit der Wahrheit umzugehen. So furchterregend und ungewohnt dieser Identitätswechsel auch scheinen mag, letztlich bietet er uns die Freiheit, präsent zu sein, nicht nur das zu entdecken, was wir nicht wissen, sondern auch eine neue, aufrichtigere Version unserer selbst. Fragen Sie sich: *Wo in Ihrem Leben erzwingen Sie Antworten, bevor sie reif sind? Können Sie jetzt, in diesem Moment, das Wissen loslassen – sich selbst die Erlaubnis geben, sich ins Nichtwissen zurückzulehnen? Können Sie jemand sein, der nicht alles unter Kontrolle hat?* Eventuell wollen Sie über diese Fragen auch Tagebuch führen.

Es einfach und mitfühlend halten

Egal, wie stark wir hinter dem Denken als Lösung für die Herausforderungen des Lebens stehen, würde die Mehrheit von uns wohl unterschreiben, dass das Denken die meisten Situationen verkompliziert. Das Denken zementiert und erweitert unsere Probleme – macht sie noch problematischer. Wenn wir unsere Ruhe haben und glücklich sein wollen, wäre es allerdings eine gute Idee, unsere Probleme zu vereinfachen, statt sie zu verkomplizieren. Im Angesicht von Schwierigkeiten oder schwierigen Menschen kann es seltsamerweise klug sein, weniger über das nachzudenken, was uns stört – statt mehr.

Es liegt außerdem in unserem Interesse, unser kompliziertes Pläneschmieden und Auseinandernehmen durch etwas viel Simpleres zu ersetzen, nämlich durch Mitgefühl. Wenn das Verhalten eines anderen uns zum Beispiel ein Problem beschert, können wir uns an die einfache Wahrheit erinnern, dass das Verhalten dieser Person aus ihrer eigenen Unwissenheit erwächst. So frustrierend und schmerzlich es sein mag, so ist es auch das Beste, was diese Person im Rahmen ihres Bewusstseins und Wissens zum jetzigen Zeitpunkt zu bieten hat (auch wenn es das nicht richtiger oder besser macht). Wenn uns am meisten daran gelegen ist, uns besser und weniger genervt zu fühlen, dann tun wir gut daran, die Problemlösung ruhen zu lassen und unsere innerliche Erfahrung und Reaktion stattdessen mit einer Portion Mitgefühl zu versehen. Wir können uns daran erinnern, dass diese andere Person, *unser* Problem, genau dasselbe will wie wir – Zufriedenheit, Sicherheit, kein Leid. Diese Sehnsüchte teilen wir mit der Quelle unserer Unzufriedenheit. Die andere Person möchte diese Dinge, auch wenn ihre Herangehensweise unsympathisch und kontraproduktiv ist. Paradoxerweise vermindert sich unser eigenes Leiden, wenn wir unsere Reaktion so simpel und mitfühlend wie möglich halten und unser Herz für die größere Menschlichkeit der Sache öffnen.

Unabhängig davon, ob wir Mitgefühl für diese spezielle Person aufbringen können, besteht ein Akt tiefsten Mitgefühls – für uns selbst – darin, nicht mehr jedes Problem ergründen zu wollen, auf das wir stoßen, nicht mehr alles korrigieren zu wollen, womit wir nicht einverstanden sind, und nicht mehr ständig zu versuchen, anderen ihre Fehler vor Augen zu führen. Unsere Aufmerksamkeit in Mitgefühl und Einfachheit zu verwurzeln, dem Drang zu widerstehen, den Kopf mit seinen Gedanken und Urteilen einzuschalten, verbessert nicht nur unser Wohlbefinden, sondern auch die Situation – mehr, als jede mentale Turnübung das jemals könnte.

Die Tür zum inneren Frieden aufschließen wollen – mit einer Banane

Wenn neue Klient:innen sich bei mir vorstellen, frage ich für gewöhnlich, was sie mit unserer Arbeit gerne erreichen oder dabei herausfinden würden. Unterm Strich, warum sie da sind. Die Antwort hat oft etwas damit zu tun, sich nach einem Gefühl des inneren Friedens zu sehnen, es aber nicht nachhaltig finden zu können. Da wir annehmen, dass Denken all unsere Probleme lösen kann, ergibt auch die Annahme Sinn, das Denken sei ebenso die Antwort auf unser Sehnen nach Ruhe. Und traurigerweise glauben wir tatsächlich, uns in inneren Frieden hineindenken zu können.

Das Denken gaukelt uns vielleicht vor, alles im Griff zu haben, funktioniert aber nicht als Weg zur inneren Ruhe; denken bietet uns nicht den Frieden, nach dem wir uns sehnen. Wenn ich auch nur 5 Cents bekommen hätte für jedes Mal, das ich jemanden habe sagen hören: „Wenn ich nicht versuche, alles zu ergründen, bin ich glücklicher, und generell läuft alles besser" (oder etwas in der Art), dann wäre ich eine sehr reiche Frau. Wir können uns sicherlich aus innerer Ruhe herausdenken, aber egal, wie sehr wir es versuchen, nicht in sie hinein.

Der Kopf ist nicht immer das passende Werkzeug, um unser Leben zu verbessern. Tatsächlich ist er manchmal das am schlechtesten geeignete in unserem gesamten Werkzeugkasten; nicht bloß, weil er uns nicht weiterhilft – als versuchten wir, mit einer Banane ein Schloss zu öffnen –, sondern auch, weil er letztlich sogar dem im Weg steht, was wir wirklich wollen. Ich stelle meinen Klient:innen oft die Frage: *Möchten Sie recht haben oder möchten Sie glücklich sein?* Diese Frage zielt genau auf das Dilemma ab: was der Kopf zu bieten hat versus was wir uns wirklich wünschen. Der Kopf kann mit all seinen klugen Gedanken beweisen, warum wir in einer beliebigen Situation richtigliegen, aber keinerlei Denken oder Beweisen wird uns an unser wahres Ziel führen: uns besser zu fühlen – glücklich zu sein. In Sachen innerer Frieden brauchen wir oftmals etwas völlig anderes als den Kopf – etwas, das nicht aus Gedanken besteht. Der Weg zum Frieden führt selten über Gedanken und sehr viel häufiger über das Aufgeben.

Wenn das Aufgeben heraufdämmert

Zu oft wird der Begriff „aufgeben" missverstanden, auf ein paar Affirmationen über das Loslassen heruntergestutzt und dann als schale Selbsthilfeanweisung benutzt. Zu oft wird das Aufgeben als Niederlage oder Scheitern gesehen, etwas, das es unter allen Umständen zu vermeiden gilt. Und wie alles andere wird das Aufgeben auch als etwas missverstanden, das wir mit unserem Kopf *tun* können. Es muss doch sicher irgendeine Strategie geben, eine Denkweise über das Aufgeben, die zum Aufgeben führt. Doch das Aufgeben lässt sich nicht mit dem über einen Kamm scheren, woran wir gewöhnt sind. Wahres Aufgeben trotzt der Logik, dem rationalen Geist und all dem, und genau deshalb ist es so tiefgreifend und machtvoll.

Unser Kopf versucht alles zu kontrollieren, was ihm begegnet – und auch alles andere –, und gibt vor, uns damit zu beschützen, glücklich zu machen und sicherzustellen, dass unser Leben besser wird. Unser Kopf wird sich immerzu abstrampeln, um Situationen zu widerstehen, abzulehnen, zu ignorieren oder gegen sie anzukämpfen, wenn sie uns nicht gefallen. Aber auf jede:n von uns wartet irgendwann im Leben einmal eine Situation, die das Fundament dessen erschüttert, wer wir sind und was wir meinen, aushalten zu können – etwas, das uns über unsere Grenzen hinaustreibt. Manchmal ist das eine Lage, in der wir uns schon längere Zeit befinden und die schließlich eskaliert, manchmal ist es ein plötzliches Ereignis, das uns überwältigt und unsere üblichen Bewältigungsstrategien nutzlos macht. Beide Arten Erfahrung können uns in die Knie zwingen, im übertragenen Sinn und oftmals auch buchstäblich. Zugleich haben beide auch die Macht, uns zu verändern.

Die meisten von uns stoßen irgendwann auf eine Situation (oder Person), die nicht den geringsten Zweifel daran lässt, dass wir nichts ausrichten können – wir haben einfach keine Handhabe. Es wird ein Moment kommen, in dem wir auf grundlegender Ebene wissen, dass alles Grübeln der Welt uns nicht weiterhelfen wird und wir irgendeinen anderen, unbekannten Weg brauchen. Früher oder später ist unser Verstand besiegt, wir verlieren den Kampf. Dann beginnt das Aufgeben, wenn alle anderen mentalen Strategien versagen. Das Aufgeben passiert, wenn wir es endlich verstehen ... verstehen, dass wir mit unserem Denken keine andere Realität herbeizwingen können. Das Erlebnis des Aufgebens dämmert herauf, wenn wir die Hoffnung darauf fahren lassen, das kontrollieren zu können, was ist.

Das Aufgeben ist jedoch keine weitere Strategie, keine Ohne-Strategie-Strategie. Es ist die Abwesenheit jeglicher Strategie. Wenn wir aufgeben, akzeptieren wir die Tatsache, dass alle Strategien gescheitert sind, dass wir keine weiteren auf Lager haben und nicht wissen, was als Nächstes passiert. Wenn wir aufgeben, wissen wir, dass wir uns nicht aus dem Nichtwissen herausdenken können. Wir wissen nicht, ob es als Nächstes besser oder schlechter wird, angenehmer oder unangenehmer, aber wir wissen sehr wohl, dass wir das Leben nicht auf gleiche Weise wie zuvor weiterführen können.

Das Aufgeben passiert, wenn es nicht mehr länger *nicht* passieren kann. Es taucht auf, wenn die Kontrolle wegbricht und uns mit sich nimmt. Der Weg zum Aufgeben kann quälend sein, aber wenn es dann erst einmal da ist, wird es häufig von großer Erleichterung und einem Gefühl des Friedens begleitet. Unsere Realität verändert sich zwar nicht nennenswert zum Besseren oder Einfacheren, doch wir fühlen uns besser und gelassener, wenn wir endlich anerkennen, dass die mentalen Turnübungen nicht funktionieren und auch nicht mehr funktionieren werden, dass was immer wir hier versuchen nicht möglich ist – nicht so. Im Aufgeben liegen Klarheit und Erleichterung. Endlich können wir aufhören, uns selbst Lösungen abzuverlangen, es möglich machen und ändern zu müssen. Was folgt, ist überraschenderweise ein Gefühl tiefer Entspannung, ein inneres Erweichen, wenn wir die Situation der ganz groß geschriebenen Wirklichkeit überlassen, dem unergründlichen Mysterium des

Lebens oder wem auch immer, bloß nicht uns selbst. Paradoxerweise müssen wir erst in die Knie gehen, um Linderung von unserem Leiden zu finden.

Wenn wir so aufgeben, tun wir das nicht auf eine Weise, wie wir es sonst verstehen. Wir geben nicht auf und hoffen, dass die Lage sich ändert. Vielmehr geben wir die Vorstellung auf, diese Lage kontrollieren zu *sollen* oder zu *können*, sie ändern zu können. Wir geben die Annahme auf, dass wir mit all unseren großartigen Ideen, unserer Klugheit und unseren Planungen die Wirklichkeit zu einer anderen machen können. So sehr wir auch darauf konditioniert sind, niemals aufzugeben, besteht der einzige Weg zu wahrem Frieden manchmal im Aufgeben der Annahme, dass die Kontrolle bei uns liegt und unser Kopf uns aus allem retten kann.

Allerdings glauben wir auch nicht, dass irgendetwas anderes als unser Kopf sich darum kümmern und uns einen Weg aufzeigen kann, deshalb fühlt sich aufgeben so undenkbar an. Aber wir geben auf, weil wir müssen, weil wir jede andere Option erschöpft haben. Und zu unserem Glück erfordert das Aufgeben von uns weder Glaube noch Gutheißung; es fragt uns nicht um Erlaubnis, wenn es kommt. Wenn wir schließlich die Zügel loslassen und die Niederlage unseres Kopfes anerkennen, eröffnen sich ein weiter Raum und eine Gelegenheit. Die Gelegenheit, Halt aus einer größeren Quelle zu schöpfen – uns von etwas anderem als nur dem eigenen Kopf geleitet oder aufrecht gehalten zu fühlen. Manche nennen diese Quelle göttliche Gnade, aber es tut nichts zur Sache, was Sie dazu sagen. Sobald Sie es einmal erlebt haben, können Sie nicht mehr nicht wissen, dass es da ist. Im Raum des Aufgebens erfahren wir, wie das Leben uns trägt, uns dorthin führt, wo wir sein müssen, auch wenn wir keine Ahnung haben, wo das ist. Im Aufgeben fühlen wir uns nicht mehr auf uns allein gestellt.

Sich für die Erkenntnisse des Aufgebens öffnen

Warum sprechen wir eigentlich über das Aufgeben, wenn es doch etwas ist, das uns einfach passiert, das wir nicht aktiv herbeiführen oder zustande bringen können? Warten wir schlicht auf die unwillkommene und dann doch willkommene Ankunft des Aufgebens, oder können wir etwas tun, um seine Ankunft zu beschleunigen?

In der Tat kann der Kopf sich nicht ins Aufgeben hineindenken oder -zwingen, kann nicht aktiv aufgeben, wie er alles andere tut. Trotzdem können wir das Aufgeben in unser Leben einladen. Ironischerweise ist das Aufgeben leichter, als der Kopf fassen kann – tatsächlich zu leicht, als dass der Kopf es verstehen oder dulden könnte. Um das Aufgeben zu üben, beginnen wir gleich hier und jetzt, genau wo wir sind. Wir lassen uns in diesen Moment fallen. Wir sehen und fühlen, was in uns und um uns ist … die Empfindungen des Körpers, der Atem, Geräusche, Emotionen und Gedanken (ohne auf ihren Inhalt einzugehen). Wir lassen uns in das fallen, was jetzt gerade hier ist, ohne etwas hinzuzufügen, wegzunehmen oder sonst etwas damit anzustellen. Wir laden das Aufgeben ein, wenn wir uns dem Jetzt öffnen, ohne jeden Widerstand gegen das, was wir vorfinden – ohne irgendetwas von uns wegzuschieben. Aufgeben heißt, in den Augenblick einzutauchen – genau so, wie er ist.

ÜBUNG: Und das hier auch

Atmen Sie tief durch. Entspannen Sie sich. Kehren Sie Ihre Aufmerksamkeit von außen nach innen. Nehmen Sie die Empfindungen in Ihrem Körper bewusst wahr. Jetzt achten Sie darauf, ob eine Emotion da ist, etwas Starkes oder vielleicht eher etwas Hintergründiges, wie eine Tapetenemotion. Gehen Sie nicht weiter darauf ein; tauchen Sie nicht in ihre Geschichte ein; bekommen Sie einfach nur ein Gefühl für diese Emotion.

Fragen Sie sich: *Kann ich mich in Anwesenheit dessen, was ich hier vorfinde, vollständig entspannen, ohne etwas von mir zu schieben? Wenn nicht, was steht mir im Weg? Womit und worin glaube ich, mich auf keinen Fall entspannen zu können?* Dann entspannen Sie sich trotzdem; entspannen Sie sich mit was auch immer Sie meinen, es stehe Ihrer Entspannung im Weg. Wenn Sie Schwierigkeiten dabei haben, entspannen Sie sich auch mit diesen Schwierigkeiten. Nehmen Sie eine „Und das hier auch"-Haltung ein und nehmen Sie alles mit. Spüren Sie, wie es sich anfühlt, sich tief zu entspannen, wahrhaftig loszulassen.

Den Widerstand gegen den jetzigen Augenblick zu lösen ist der Kern des Aufgebens. Aufgeben ist die Praxis, in den Moment loszulassen, mit allem, was dazugehört. Wenn wir uns selbst einladen, uns voll und ganz in den Augenblick zu entspannen, ihn nicht mehr beherrschen zu wollen, uns nicht mehr dagegen zu wehren, ihn nicht mehr wegzustoßen, dann laden wir auch den Prozess ein, der uns den tiefsten Frieden bringt.

Wenn wir keine andere Wahl haben als aufzugeben, jeden Anschein von Kontrolle loszulassen, stellen wir fest, dass das Leben zum Glück auch passiert, ohne dass wir irgendetwas unternehmen, um es zustande zu bringen. Wenn wir vollständig loslassen, erleben wir plötzlich, wie uns das Leben stützt und trägt. Durch die Tür des Aufgebens spüren wir die Anwesenheit von etwas Größerem als uns selbst, das uns leitet, auch wenn wir uns verzweifelt ans Steuer klammern. Wir bekommen das Gefühl, unser Leben aktiv *zu leben,* statt es lediglich zu managen. Dann können wir uns entspannen und von einem Ort aus, der nicht aus Gedanken besteht, wissen, dass wir in Sicherheit loslassen können, die Hände vom Steuer nehmen und uns führen lassen können. Wieder einmal setzt sich das Paradox durch: Wenn wir anerkennen, keine Kontrolle zu haben, fühlen wir uns am besten – am sichersten. Zum Glück steckt so viel mehr in uns und unserem Universum, als wir je wissen können.

10. Über das denkende Selbst hinaus

Im Herzen jedes Gedankens, ja jedes Denkens, steckt die tief sitzende und greifbare Vorstellung eines *Ich*s. Wir kennen uns selbst als das *Ich,* das die Gedanken produziert, der Denker, und auch als das *Ich,* das unsere Gedanken beschützen und weiterbringen wollen. Mit was auch immer sich unser Kopf beschäftigt, es zielt auf die eine oder andere Weise darauf ab, die Sicherheit, den Erfolg und das Überleben unseres *Ich*s zu gewährleisten. Gedanken – zumindest die meisten von ihnen – drehen sich darum, unser *Ich* intakt zu halten: körperlich, geistig, emotional und auf jede andere erdenkliche Art. Wie fühlt sich dieser Moment für *mich,* das *Ich,* an? Kommt dabei etwas Gutes für *mich* heraus? Gefällt es *mir* oder nicht? Ist es angenehm für *mich*? Das soll nicht heißen, dass wir alle rettungslose Narzisst:innen sind – es ist nur menschlich. Diese eingebaute Ichbezogenheit und dieser Selbstschutz sind Teil unserer Evolution.

Kopernikus hat bewiesen, dass die Sonne das Zentrum unseres Sonnensystems ist, doch innerhalb unseres Kopfes ist das zwar eine interessante Information, entspricht aber nicht der Art, wie wir durchs Leben gehen oder es erleben. Wir wissen, dass das mit der Sonne eine Tatsache ist, aber genau wie alles andere speichern wir diese Tatsache im Kopf, dem wirklichen Mittelpunkt unseres persönlichen Universums. Unser kleines *Ich* ist unsere wahre Sonne, um die sich alles andere dreht und durch die alles andere betrachtet wird.

Das Ich im Zentrum des Universums

Im Zentrum unseres unaufhörlichen Denkens steht das Thema, das wir für das Wichtigste überhaupt halten: unser Selbst – *ich.* Allein in den letzten fünf Minuten hatten wir alle wahrscheinlich mindestens 20 Gedanken darüber, was unser kleines *Ich* möchte, braucht, fürchtet, mag, nicht mag, bekommt und nicht bekommt. Hinzu kommt, dass wir dieses *Ich* für etwas Reales und Festes halten – etwas, das für sich genommen existiert. Unsere Aufgabe besteht darin, dieses feste Selbst am Leben und bei Laune zu halten, daher denken wir so fleißig darüber nach.

Wenn wir an unser Selbst denken, stellen wir uns eine Entität vor, die in unserem Körper wohnt, die wir finden könnten, wenn wir danach suchten. Nehmen Sie sich einen Moment Zeit und untersuchen Sie Ihr eigenes Empfinden. *Wo empfinden Sie Ihr Selbst in sich? Wo könnte man es finden? Ist dieses Selbst hinter Ihren Augen, in Ihrem Mund, Ihrem Bauch? Wie stellen Sie sich dieses Selbst vor?*

Sobald Sie körperlich festgemacht haben, wo sich Ihr *Selbst* befindet und wie es aussieht, stellen Sie sich die folgende Frage: *Woraus besteht Ihr Selbst eigentlich?* Sie könnten auch fragen: *Wer bin ich?* Oder vielleicht: *Was bin ich?* Halten Sie immer mal wieder inne und stellen Sie sich erneut diese Frage: *Wer oder was ist dieses Selbst, von dem ich spreche?*

Wenn Sie sich die Zeit genommen haben, diesen Prozess einmal durchzuspielen, ist Ihnen wahrscheinlich eine Liste Wörter, Rollen, Beschreibungen und Vorstellungen eingefallen, mit denen sich Ihr *Selbst* definieren lässt. Eventuell haben Sie an Ihr Geschlecht, Ihre Geschlechtsidentität oder Ethnie gedacht: Ich bin eine Frau, eine Transperson, ein Brasilianer oder eine Afroamerikanerin. Vielleicht haben Sie Ihr *Selbst* auch durch die Rollen definiert, die Sie im Austausch mit anderen Leuten einnehmen: Ich bin eine Mutter, ein Freund, eine Schwester. Oder Ihr Beruf: Ich bin Zahnarzt, Lehrerin, Fotograf. Oder vielleicht Ihre Religion: Ich bin Jüdin, Christ. Vielleicht steht Ihr *Selbst* in Verbindung mit Ihrer sexuellen Orientierung: *Ich bin* lesbisch, bisexuell. Ihr Ich bin kann sich auch aus einem Trauma ergeben, das Sie erlitten haben: Ich bin Vergewaltigungsüberlebende oder Witwer. Vielleicht auch aus einem Glaubensgrundsatz oder einer politischen Überzeugung: Ich bin Demokratin, Sozialist oder Feministin. Vielleicht definieren Sie sich über eine Reihe von Eigenschaften: Ich bin eine lustige, schrullige oder pessimistische Person. Vielleicht ist wer Sie *sind* auch, was Sie in Ihrer Freizeit tun: Ich bin Surferin, Reiter oder Meisterin der Kreuzworträtsel. Und so weiter – Sie wissen schon.

Aber wenn Sie einmal genau hinsehen, ist alles, was Sie grundlegend glauben zu sein, etwas, das Sie tun, woran Sie glauben, was Sie denken, was Ihnen gefällt oder eine Rolle, die Sie anderen gegenüber einnehmen. Alles, was Sie glauben zu *sein,* läuft lediglich auf eine *Beschreibung* dessen heraus, wer Sie sind. Alles, was Sie sich als Ihr grundlegendes *Selbst* vorstellen, sagt etwas *über* Sie. Es drängt sich also die Frage auf, was denn nun Ihr *Selbst* ist, woraus es besteht – diese feste Entität, um die all diese Beschreibungen und all Ihre Gedanken kreisen.

Das körperliche Selbst

Für die meisten Leute ist das *Selbst* auf der grundlegendsten Ebene der Körper. *Ich bin mein Körper.* Unsere physische Erscheinung ist etwas Festes und Anfassbares, auf das wir zeigen können, was sich wie ein Teil unserer wesentlichen Identität anfühlt. Von klein auf machen wir die Erfahrung, dass wir allein Schmerz empfinden, wenn unser Finger die heiße Herdplatte berührt, während unsere Schwester, die den Herd nicht angefasst hat, die Verbrennung nicht spürt. Ebenso bricht unser Bein, wenn wir fallen – nicht das Bein von irgendwem anders. Was mit unserem Körper geschieht, scheint etwas zu sein, das uns von anderen Leuten und anderen Körpern unterscheidet. Somit etwas, das uns zu dem macht, was wir sind. Und wenn unser Körper verschwindet, dann verschwinden genauso unsere persönlichen Eigenschaften, unsere Worte und unsere Erinnerungen, alles, was wir als *Ich* empfinden. Ohne Körper gibt es kein Selbst. Im Grunde genommen sind wir also unser Körper.

Wenn wir uns jedoch unseren Körper in verschiedenen Phasen des Lebens anschauen, kann dieses solide Ding, das wir unser Selbst nennen, allerdings ein vollkommen unterschiedlicher Körper sein, je nachdem, wann wir hinschauen. Der Körper, in dem wir jetzt gerade wohnen, ist nicht derselbe wie in unserer Kindheit, vor 20 oder vor zehn Jahren oder sogar erst gestern. Nicht nur von außen sieht er völlig anders aus, auch unsere Zellen und Organe durchlaufen einen ständigen Prozess des Sterbens und der Wiedergeburt. Wir bestehen buchstäblich nicht aus denselben Elementen wie bei unserer Geburt oder auch nur im vergangenen Jahr. Unsere körperliche Form befindet sich stetig im Fluss.

Um die Sache noch komplizierter zu machen, sind wir uns unseres Körpers auch bewusst. Wir können sagen, dass uns der Fuß wehtut, was wiederum bedeutet, dass wir nicht dieser Fuß sind. Etwas, das über den Körper hinausgeht, ist sich dessen bewusst, was im Körper vor sich geht. Wir können auch ganze Teile des Körpers verlieren, den Fuß amputiert oder eine Niere entnommen bekommen und weiter existieren, ohne uns selbst zu verlieren. Wenn wir also Teile dieses Dings namens Körper verlieren können, können wir dann ganz grundlegend diese Entität namens Körper *sein*?[18]

Das denkende Selbst

Wenn wir nicht der Körper sind, dann müssen wir wohl unsere Gedanken sein. Was in unserem Kopf abläuft, muss unsere wesentliche Natur beinhalten, unser *Ich*. Das Problem ist jedoch, dass unsere Gedanken sich von einem Moment auf den anderen verändern, keiner von ihnen bleibt uns übermäßig lang erhalten. Wie können wir etwas *sein*, das sich immerzu verändert? Außerdem können wir unsere Gedanken verfolgen; etwas in uns ist sich ihrer Inhalte bewusst, ihres Auftauchens und Verschwindens. Daher müssen wir etwas Größeres, Weiteres sein als Gedanken; auch hinter den Gedanken muss noch etwas stecken. Wir können nicht sein, was wir verfolgen können.

---

18 Aus den Lehren von Mooji. Website: ↗ http://www.mooj.org (letzter Aufruf am 02.02.2022).

Egal, wo wir nach diesem *Selbst* suchen, unserem *Selbst*, dem kleinen *Ich*, stoßen wir immer nur auf Prozesse des Wandels. Es scheint kein richtiges *Selbst* zu geben, das wir finden, anfassen oder in unserem Kopf, Herzen oder sonst wo festmachen können. Unser Selbst muss immer wieder neu aufgestellt und zusammengesetzt werden, aus Erinnerungen, Gedanken und gegenwärtigen Umständen zusammengesammelt. Wir können *über* das Selbst sprechen, es beschreiben, aber näher scheinen wir ihm nicht kommen zu können.

Doch trotz dieser Beweislage glauben wir weiter an und investieren weiter in ein konstantes, unveränderliches *Ich*, ein fester, wirklicher Jemand, der unsere unerschütterliche Loyalität und unseren Schutz verdient. Wir sind von dieser Wahrheit tatsächlich so sehr überzeugt, dass wir unser ganzes Leben damit verbringen, dieses *Ich*-Konzept zu verteidigen.

Über das solide Selbst hinaus

Es kann sich unintuitiv und sogar gefährlich anfühlen, uns von Gedanken abzuwenden, die uns beschützen und verteidigen wollen. Können wir anerkennen, dass diese *Selbst*-Entität, das *Ich*, über das wir unentwegt nachdenken und dessen Erfahrungen wir stetig zu verändern und zu kontrollieren versuchen, keine feste Identität ist, die an einem gegebenen physischen Ort existiert? Können wir anerkennen, dass sie stattdessen vielmehr ein Konzept aus weiteren Gedanken, Gefühlen, Erfahrungen und Erinnerungen ist? Wenn wir dieses *Selbst* durchschauen, es als Gewebe aus Gedanken erkennen, beginnt sich unsere Verbundenheit zu diesem Dreh- und Angelpunkt unserer Gedanken zu lockern, und damit auch unser Denken selbst. Wir können mit unserem Selbst sogar mit einer gewissen Leichtigkeit und Gelassenheit umgehen.

Neulich saß ich in einem Meeting mit einem furchtbar langweiligen Redner. Ich hatte nicht bloß meine Schwierigkeiten, zuzuhören, sondern wurde auch unruhig und begann, meine Flucht zu planen. Ich merkte, dass ich mich extrem unwohl und genervt fühlte, als würden mir dieser Redner und diese Erfahrung auf irgendeine Art schaden. Mir war, als müsste ich den Raum verlassen, weil sonst mein Kopf explodieren würde, als wäre das hier eine Form von mentaler und emotionaler Folter. Dann kam mir die folgende Reihe Fragen in den Sinn: *Wer wird von dieser Erfahrung gequält? Wem geschieht das?* Und: *Wo genau befindet sich dieses Selbst, das sich gerade langweilt?*

Ich konnte anerkennen, dass Langeweile aufgekommen war, aber der Glaube oder die Überzeugung, dass irgendwo in diesem Körper ein kleines *Ich* festsaß, das sich gelangweilt, gestört und gefangen fühlte, schien viel weniger plausibel.

Mitten im Meeting platzte spontan das Lachen aus mir heraus (was das Meeting zum Glück einen Moment lang spannender machte). Nicht, dass ich den Redner auf einmal interessant oder lustig fand (das war er bestimmt nicht), aber ich stellte fest, dass mein Widerwille gegen die Situation auf einer 1-bis-10-Skala von zehn auf ungefähr drei gefallen war – nur noch Alarmstufe Gelb, nicht mehr Rot. Die Langeweile war immer noch da, aber ich musste plötzlich nicht mehr dagegen ankämpfen. Diese Erfahrung passierte nicht länger einem kleinen *Ich,* das ich mit meiner Auflehnung, Wut und drohender Flucht beschützen musste. Innerhalb von einem Moment erkannte ich, dass mein Kopf mit der Vorstellung eines *Selbst* gearbeitet hatte – eines *Ich*s, dem diese Erfahrung passierte, das zum Opfer dieser Langeweile wurde.

Hinter meinem Wunsch, mich der Situation zu entziehen, hatte sich auch die Annahme verborgen, dass sich mein *Ich* jederzeit entspannt und glücklich fühlen sollte, und dieser Zustand wurde natürlich durch diesen Redner bedroht. In meiner Vorstellung stand meinem *Ich* ein Komfort zu, der gerade gestört und ihm verwehrt wurde. Doch ohne eine Vorstellung von und den Glauben an ein festes und wirkliches *Ich,* dem das passierte, ohne die Annahme, dass dieses imaginäre *Selbst* pausenlos jede nur denkbare Annehmlichkeit verdiente, ließ sich das Meeting selbst bemerkenswerterweise besser ertragen. Es war nach wie vor langweilig, aber erträglich. Ich hatte festgestellt, dass ich die aufkommenden Gefühle der Langweile und meinen unbestreitbaren Mangel an Interesse aushalten konnte. Was ich nicht aushalten konnte und was mich eine Minute später aus dem Raum hätte stürmen lassen, war die Vorstellung, dass diese Erfahrung *mir* angetan wurde – dass ich darin zum Opfer wurde. Und zugleich, dass ich eine andere, bessere Erfahrung verdiente, die mir verwehrt wurde. Ohne die Gewissheit eines Selbst im Mittelpunkt der Erfahrung konnte die Erfahrung passieren, ohne dass sie mir passieren musste.

ÜBUNG: Sie vs. nicht Sie

Schließen Sie die Augen und atmen Sie ein paarmal tief durch. Nehmen Sie die Empfindungen in Ihrem Körper bewusst wahr. Nehmen Sie sich ein Weilchen Zeit, um nur in Ihren Körper hineinzufühlen. Richten Sie dann Ihre Aufmerksamkeit auf die Stellen, an denen Ihr Körper den Stuhl und den Boden berührt. Halten Sie diese bewusste innere Wahrnehmung fest und öffnen Sie gleichzeitig Ihre Aufmerksamkeit für das Gefühl der Luft um Ihre Haut. Halten Sie inne und fühlen Sie. Ganz langsam. Achten Sie jetzt auf den Raum um Ihren Körper und im gesamten Zimmer. Halten Sie inne. Weiten Sie Stück für Stück Ihre Aufmerksamkeit aus, um den Raum außerhalb Ihres Zimmers mit einzuschließen, bewegen Sie sich so weit nach außen, wie Ihre Vorstellung reicht – bis hinaus in die Galaxie oder sogar noch weiter. Halten Sie das Bewusstsein gleichzeitig auf die innere wie die äußere Erfahrung gerichtet.

Nun, mit immer noch geschlossenen Augen, fühlen Sie, ob es irgendeinen Unterschied zwischen Ihrem Bewusstsein für das Innere und dem für das Äußere gibt; achten Sie darauf, ob es am Rand Ihres Körpers eine Grenze gibt, wo das Bewusstsein ein Umschalten von innen nach außen erlebt – vom Sie zum nicht Sie. Achten Sie darauf, wie durch das Auge des Bewusstseins innen und außen, Sie und nicht Sie bloß Vorstellungen sind. Achten Sie darauf, dass es in Ihrem direkten Empfinden keine Trennung zwischen Selbst und nicht Selbst gibt. Was, wenn da nur eine einzige Sache ist, das Bewusstsein, in dem das, was Sie „Ich" nennen, und das, was Sie „alles andere" nennen, einfach auftaucht? Erwägen Sie diese Möglichkeit.

Die Feststellung, dass wir ein Selbst beschützt und verteidigt haben, das gar nicht real ist, zumindest nicht auf die Weise, die wir uns vorgestellt hatten, ein Selbst, das selbst nur ein Gedanke ist, gleicht der Feststellung, uns in einer Matrix zu befinden, einem erdachten Universum, das nicht wirklich existiert, lediglich als Struktur in unserem Kopf. Dieses neue Bewusstsein über das Scheinselbst kann anfangs furchterregend und desorientierend sein. Es stellt einen vollständigen Paradigmenwechsel in der Art und Weise dar, wie wir alles wahrnehmen, in unserer ganzen Form des Existierens. Es braucht eine Weile, bis wir überhaupt in der Lage sind, bei diesem Bewusstsein zu bleiben, es festzuhalten. Und seien Sie versichert: Unser kleines *Ich* wird einen irrsinnigen Kampf hinlegen, um zurückzukehren und seinen Platz im Mittelpunkt unserer Aufmerksamkeit wieder herzustellen, seine Wichtigkeit zu behaupten und uns von seiner Festigkeit und Wirklichkeit zu überzeugen. Unser Kopf wird jegliche Vorstellung davon zurückweisen, dass wir kein eigenständiges Selbst sind oder besitzen.

Entgegen der anfänglichen Angst, Desorientierung und Ruderlosigkeit dieses Erwachens bemerken wir, während wir es erwägen und sozusagen Probe fahren, wie unser unaufhörliches Denken an und zugunsten unseres *Selbst* zu schwinden beginnt. Es wird weniger dringend und verlockend, etwas zu beschützen, das wir durchschauen und als bloß einen weiteren Gedanken betrachten können. Sobald wir den Gedanken entdecken, der allen anderen Gedanken vorausgeht, den ersten Gedanken, den *Ich*-Gedanken, verschiebt sich das gesamte Spiel – das Leben verändert sich. So, wie die Gewissheit eines festen, definierbaren Selbst auseinanderfällt, so verliert auch unser Drang, darüber nachzudenken – es in Gedanken überhaupt erst zu erschaffen –, an Halt, und das exzessive Denken nimmt schnell ab. In der Folge wird die Kakophonie in unserem Kopf leiser und leiser. Das ist der innere Frieden, nach dem wir alle suchen, und die Grundlage für ein gutes Leben.

11. Ein gutes Leben – der Schlussgedanke

In den zurückliegenden zehn Kapiteln haben wir die Liebesbeziehung auseinandergenommen, die wir alle mit dem Denken führen. Wir haben die Linse auf unsere Denksucht gerichtet, auf die verschiedenen Muster, in denen sich diese Sucht manifestiert, und darauf, wie diese Muster Angstgefühle, Stress und Leiden verursachen. Ebenso haben wir die tiefer liegenden Gründe für exzessives Gedankenkreisen untersucht: was uns auf psychologischer, soziologischer und spiritueller Ebene abhängig und die Gedanken so klebrig macht. Wir haben unsere Vernarrtheit in, Ehrfurcht vor und Identifikation mit dem Denken erkundet sowie unseren unerschütterlichen Glauben in den Denkprozess als Lösung für alle möglichen Herausforderungen und Rätsel des Lebens.

Ich hoffe, Sie haben im Laufe dieser Reise nicht bloß auf intellektueller Ebene, sondern auch aus dem eigenen Erleben heraus festgestellt, dass Sie *nicht* die jammernde Stimme in Ihrem Kopf sind – und haben sich mehr und mehr mit dem *Ich* identifiziert, das sich der Gedanken bewusst ist, statt mit den Gedanken selbst. Ich hoffe, Sie haben darüber hinaus herausgefunden, dass Sie Ihre eigene Aufmerksamkeit beherrschen können – also sich aussuchen können, welchen Gedanken Sie sie schenken möchten und welche Sie vorbeiziehen lassen wollen.

Die Übungen in diesem Buch sollen Ihnen bei der Errichtung eines Basislagers helfen, von dem aus Sie die wechselhaften Gewässer Ihres Kopfes beobachten und sich hindurchnavigieren können – ein Ort in Ihnen, der von den Gedanken getrennt besteht. Vielleicht haben Sie bereits ein gesundes, robustes Misstrauen gegenüber der Gewissheit Ihrer Gedanken entwickelt, ebenso eine gesunde, robuste Skepsis gegenüber der Vorstellung, dass man alles im Leben durchschauen muss, um seine Herausforderungen zu meistern. Das ist etwas Gutes. Die Übungen und Fragestellungen in diesem Buch sind dazu gedacht, immer wieder durchgegangen zu werden, mit immer neuen Entdeckungen dabei; es sind keine Rätsel, die man einmal löst und dann abhakt. Bewusste Wahrnehmung ist eine Art zu leben – ein Weg, kein Ziel. Ich lade Sie ein, mit diesen Übungen und Fragen zu leben, Sie weiterhin als Tür zu den stillen Räumen zwischen Ihren Gedanken zu nutzen, als Tor zur Ruhe und dem Wunder, vollständig präsent zu sein.

Was passiert, wenn Sie sich einmal vom Denken befreit haben

Einfach gesagt, ist bewusste Wahrnehmung der Schlüssel zu einem guten Leben. Wenn wir uns unserer eigenen Gedanken bewusst werden, ihrer Absichten und unserer Reaktionen darauf, dann können wir uns innerlich befreien, und das stellt die radikalste Form der Freiheit überhaupt dar. Unsere Gefühlswelt und unser Verhalten fahren nicht länger Achterbahn und sind nicht länger wechselnden Umständen und kommenden und gehenden Herausforderungen unterworfen. Unser Wohlbefinden hängt nicht länger an den vorübergehenden Inhalten des Lebens. Wenn wir nicht mehr auf jeden Gedanken eingehen müssen, der durch unseren Kopf spült, wird unsere Stimmung zunehmend stabiler und verlässlicher. Unsere Aufmerksamkeit ist nicht länger an das Aus und Ein der Gedanken gekettet. Wir können bei all dem Kommen und Gehen präsent bleiben und entdecken eine nachhaltige Gelassenheit, eine innere Geräumigkeit, die an Stelle des Gedankenwusts tritt. Wir erreichen einen stetigen Zustand der Ruhe, und das gleich hier, mitten im Leben.

Wenn wir zudem aufhören zu glauben, dass unsere Gedanken wahr, gesichert und automatisch wichtig sind, müssen wir auch nicht länger ihren Anweisungen folgen. Als Zeugen der Gedanken sind wir nicht länger ihre Gefangenen, wir werden aus dem zickenden Computer in unserem Kopf befreit. Und wenn wir uns nicht länger für das verantwortlich machen, was unsere Gedanken sagen, können wir die beschwerliche Aufgabe sein lassen, die Inhalte unseres Kopfes überwachen und kontrollieren zu müssen.

Wenn zugleich unsere Gefühlswelt und unser Verhalten nicht mehr von jedem neu auftauchenden Gedanken beherrscht werden, steht es uns frei, so aufzutreten, wie wir es für richtig halten; wir können endlich die Person sein, die wir auf dieser Welt sein wollen. Gedanken beobachten zu können, ohne von ihnen gesteuert zu werden, erlaubt es uns, gezielt zu leben, in Einklang mit unseren wahren Werten. Wir beginnen, unseren Weg im Leben bewusst einzuschlagen. Wir mögen in beliebigen Augenblicken mit negativen Gedanken überflutet werden, von irrationalen Gedanken überrumpelt, von zwanghaften Gedanken überrollt, doch statt auf sie eingehen oder nach ihnen handeln zu müssen, können wir beobachten, was unser Kopf tut, und trotzdem bei unseren tiefer liegenden Werten und Absichten bleiben. Es liegt Zeit und Raum (herrliche Zeit und herrlicher Raum) zwischen unseren Gedanken und unserer Reaktion darauf. Daher können wir unsere bewusste Wahrnehmung aufrechterhalten, um uns die Fragen zu stellen: *Wer möchte ich in diesem gegenwärtigen Augenblick sein? Wer möchte ich angesichts dieser Gedanken sein? Welche Beziehung zu und Reaktion auf diese Gedanken dienen meinen größeren Absichten und stärken einen Charakter, der zu meinen tiefer liegenden Werten passt?*

Ausgestattet mit einem neuen Gefühl für Präsenz gewinnen wir das Privileg der Wahl: zu sein, wer und wie wir in unserem Leben sein wollen. Wenn wir den Zwang ablegen, auf jeden vorbeiziehenden Gedanken reagieren zu müssen, belohnen wir uns mit mentalem Freiraum, der Fähigkeit, innezuhalten, unsere Gedanken zu sehen und daraufhin unser Verhalten zu bestimmen. Momente bewegen sich langsamer, als würde sich die Zeit vor uns ausdehnen. Der Bewusstseinsmuskel lässt uns Zeit auf andere Weise erfahren und Perspektive und Distanz gewinnen. All das erlaubt es uns, aus Integrität und Weisheit heraus zu handeln. In der Folge bauen wir Selbstvertrauen auf und beginnen, uns selbst zu respektieren – uns gefällt, wie wir uns in der Welt bewegen. Wir stellen fest, dass wir uns selbst trauen und auf unsere eigene Beständigkeit bauen können. Uns von der Denksucht zu befreien gibt uns die Gelegenheit zurück, die beste Version unserer selbst zu sein.

Die Feststellung, dass unsere Wahrheit bloß *unsere* Wahrheit ist, nicht *die* Wahrheit, dass unsere Erfahrungen in keinerlei absolutem Sinn *richtig* sind, befreit uns von der Last, die Realität aller anderen um uns herum korrigieren zu müssen, die Erfahrungen anderer Leute auf unsere eigenen zurechtbiegen zu müssen. Wenn wir die Annahme loslassen, dass das, was wir sehen, auch das ist, *was ist*, und gegenüber der Tatsache die Augen öffnen, dass es unendlich viele *Was-ist*-Szenarien gibt, die allesamt wahr sein können, dann sind wir frei – können die Erfahrungen anderer existieren und andere sein lassen, wie sie sind. Wenn wir verstehen, dass die Wahrheit unserer Wahrnehmung nur eine aus einer unendlichen Reihe Wahrheiten ist (und aus unserer Erziehung, unseren Erfahrungen, Traumata und so weiter besteht), dann können wir unsere Wahrheit mit einer gewissen Leichtigkeit tragen, wie ein lockeres Kleidungsstück. Dann fühlen sich all unsere Erfahrungen leichter und weniger angstbeladen an, müssen weniger stur verteidigt werden. Endlich können die Realitätsversionen anderer Leute mit unserer koexistieren, ohne eine Bedrohung für uns darzustellen. Wir können jetzt neugierig werden und vielleicht zum allerersten Mal den Wirklichkeiten anderer Menschen zuhören. Die Richtigkeit unserer Realität ist nicht länger abhängig von allgemeiner Zustimmung oder Bestätigung. „*Und*, nicht *aber*" wird unsere Weltanschauung. Wenn wir nicht mehr die alleinige Autorität darüber sind, was stimmt, sondern stattdessen die Autorität darüber werden, was für uns stimmt, jetzt in diesem Moment, dann endlich können sich Körper, Geist und Seele auf grundlegender Ebene entspannen.

Eine neue Art Freiheit

Bis hierhin habe ich die Veränderungen und unterschiedlichen Freiheiten aufgezählt, die bewusste Wahrnehmung, speziell das Bewusstsein über das Denken, mit sich bringt. Wir haben uns schon einiges Lebensveränderndes angesehen, doch es wartet noch mehr Befreiung auf uns. Wenn wir die Annahme aufgeben, dass jede Situation und jedes Problem durch mehr Denken gelöst werden kann – wenn wir wirklich *verstehen,* dass mehr Nachdenken über ein Problem uns keine Auflösung und keinen Frieden garantiert –, dann können wir voll Selbstvertrauen vom Zug des exzessiven Denkens abspringen. Wir können uns erlauben, etwas nicht zu wissen, nicht alle Antworten parat zu haben – und mit dem obsessiven Grübeln aufzuhören. Wenn wir die Augen gegenüber der Tatsache öffnen, dass uns das Denken vielleicht nur unglücklicher macht – uns mehr Probleme schafft statt weniger –, befreit uns das von dem Zwang, immer weiter zu denken. Wir können auch mal Dienstschluss haben.

Endlich sehen, was ist

Der Prozess, uns unserer Gedanken bewusst zu werden, erlaubt es uns, unseren gewohnten, unaufhörlichen und bislang unterbewussten Zwang zu erkennen, uns selbst Geschichten zu erzählen und Narrative aus jedem einzelnen Moment zu spinnen, die wir dann mit der absoluten Wahrheit verwechseln. Sobald wir unsere Neigung dazu sehen, unsere persönlichen Wirklichkeiten mit dem durcheinanderzuwerfen, was ist, durchschauen wir die Geschichten und erkennen sie als die selbst erdachten Fiktionen, die sie sind. Sobald wir sie durchschauen, fallen unsere Geschichten auseinander und verlieren ihre Bedeutung, und wir verwechseln unsere persönlichen Narrative nicht länger mit der Realität. Die Filme in unserem Kopf können dann nichts weiter sein als das – Filme in unserem Kopf. Wir können zu der simplen Wirklichkeit zurückkehren, so, wie sie passiert, ohne Ergänzungen darin oder darüber hinaus. Im Bewusstsein unseres Geschichtenspinnens und dessen, was wir mit der Realität *anstellen,* erhalten wir vielleicht zum ersten Mal überhaupt die Möglichkeit, das zu leben, was ist. Wir beginnen eine Beziehung mit der Wirklichkeit, wie sie existiert, bevor wir sie verformen, umschreiben und uns selbst zu ihrem Thema machen. Wir erleben direkt, was uns umgibt, ohne dass wir selbst im Weg stehen. Das ist unsere Einladung in eine Realität, die alle anderen übertrifft.

Die Erinnerung an unser naturgegebenes Wohlbefinden

Wenn unsere Aufmerksamkeit von Gedanke zu Gedanke springt – was für gewöhnlich bedeutet: von Problem zu Problem –, kommen wir nicht aus einem Zustand der Unzufriedenheit heraus und wünschen uns etwas, das diesen Moment anders und besser macht. Wie wir inzwischen wissen, sind Gedanken auf Probleme spezialisiert; die Stimme in unserem Kopf stellt meistens heraus, was uns fehlt, was gerade fälschlicherweise nicht passiert, was richtiggestellt werden sollte. Aber wenn wir einen Schritt zurücktreten, wenn wir nicht mehr gleichbedeutend mit der Stimme in unserem Kopf sind, sondern stattdessen das Bewusstsein, das sie hört, dann betreten wir eine neue Wirklichkeit. Die Probleme, an die unsere Gedanken uns erinnern, haben sich vielleicht nicht verändert und sind erst recht nicht einfach so verschwunden, aber wir betrachten sie von einem anderen Ort aus. Wir befinden uns nicht länger mitten darin oder sind damit verschmolzen; sie sind da, aber wir sind nicht eins mit ihnen. In der Folge erhalten wir Zugang zu einem verlässlichen Wohlbefinden. Wir bekommen ein Gefühl der Zufriedenheit, das nicht von den Situationen unseres Lebens abhängt. Wenn wir unter die Gedanken sinken, unter das Denken, entdecken wir einen Daseinszustand, der sich grundlegend gut anfühlt, in dem nichts fehlt, auch wenn unsere Lebensumstände nicht so sind, wie wir sie uns wünschen. Wir entdecken einen inneren Frieden, der über die Erkenntnisse des Kopfes hinausgeht.

Im gegenwärtigen Augenblick ankommen

Wenn wir uns in Gedanken verlieren, das Denken uns einnimmt, sind wir nicht präsent, befinden uns nicht wirklich hier in diesem Moment. Unser Leben findet statt, aber wir nehmen nicht daran teil. Gedanken entführen unsere Aufmerksamkeit und schicken uns in die Vergangenheit oder Zukunft oder manchmal auch in ein Narrativ darüber, was hier und jetzt passiert. Währenddessen verpassen wir, was sich direkt vor uns abspielt, genauso, wie ich damals den schönen Tag im Park verpasst habe, den ich ganz am Anfang dieses Buches beschrieben habe.

Wenn wir uns darüber klar werden, dass unser pausenloses Denken uns vom gegenwärtigen Augenblick ablenkt und somit ein ganz eigenes Hindernis für unser Glück darstellt, können wir aus dem Denklabyrinth entkommen. Wir glauben nicht länger daran, dass das Denken automatisch nützlich und positiv ist. Wenn wir nicht mehr rund um die Uhr vom Denken abgelenkt werden, fühlen wir uns präsenter, mehr im Hier und Jetzt. Unsere Aufmerksamkeit steht uns zur Verfügung, wir können uns auf das konzentrieren, was vor uns und in uns geschieht. Unsere Sinne erwachen zum Leben, und wir erfahren uns selbst in unserem Körper. Wir werden zu einem kompletten, verwurzelten Wesen, sind nicht mehr nur ein Kopf, der an nichts angebunden ist, der nur in der Welt herumschwebt. Wir fangen an, unsere Umgebung wahrzunehmen, werden uns Freuden, Vergnügungen und Emotionen bewusst, die uns sonst entgangen wären. Wir werden uns unserer eigenen Präsenz bewusst. Endlich können wir sein, wo wir sind, im wahren Leben, während es passiert. Genau wie sich ein Bild in seinen Rahmen fügt, passen wir in den Rahmen unseres eigenen Lebens.

Wenn das Denken nicht länger unser immerwährender Zustand ist und die Gedanken nicht mehr pausenlos unsere Aufmerksamkeit in Beschlag nehmen, verwandelt sich der gegenwärtige Augenblick von schwarz-weiß in farbenfroh, von unsichtbar zu sichtbar. Der gegenwärtige Augenblick wird zu etwas, das sich tatsächlich lebendig vor uns abspielt. Wir sind nicht länger in unserem Kopf verschwunden und bekommen stattdessen einen Platz innerhalb des Lebens. Das Jetzt wird zu einer gelebten Erfahrung. Wenn wir die Beziehung zum Denken verändern, betreten wir unser Leben.

Wer sind Sie eigentlich?

Wenn wir daran denken, wer wir sind, woraus unser Selbst auf grundlegender Ebene besteht, denken wir normalerweise an die Rollen, die wir im Leben spielen, was wir tun und wie andere uns beschreiben würden. Ebenso stellen wir uns als Sammlung unserer Gedanken und Meinungen vor, unserer Vorlieben und Abneigungen, woran wir glauben, wofür wir stehen und so weiter. Gleichzeitig meinen wir, unsere Essenz bestehe aus unseren Erinnerungen, Freuden, seelischen Wunden, Absichten, Eingebungen und all den Erfahrungen, die wir gemacht haben. Aber wenn wir genauer hinsehen, können all diese Bestandteile nicht einfangen, wer wir *wirklich* sind. Diese Definitionen beschreiben uns, treffen aber nicht das Mark. Die Beschreibungen und Narrative erzählen eine Geschichte über uns, machen aber nicht unsere Essenz aus, die immer da war und sich von unserer Geburt an bis hierhin nicht verändert hat, selbst wenn alles andere – unsere Gedanken, Überzeugungen, Erfahrungen, unser Körper, unsere Freunde, Jobs – das tut.

Es gibt etwas in uns, ein Bewusstsein, eine Präsenz, wie auch immer Sie es gern nennen wollen, das gleich bleibt, unverändert, stetig, ruhig, und alles wahrnimmt, was innerhalb und außerhalb von uns passiert. Das ist es, wer wir sind, und es ist immer da. Dieses Selbst vor und unterhalb aller Gedanken ist unser fundamentales Selbst.

Wenn wir uns aus dem Denken ausklinken, machen wir einen Schritt zurück ins simple Sein, wo wir komplett sind und uns nichts fehlt, ein Zustand, in dem *alles in Ordnung ist.* Vor, unter und jenseits von Gedanken (je nachdem, wie Sie es sich vorstellen) existiert ein Zustand tiefen Wohlbefindens. Unsere Umstände in der Welt bestehen weiterhin, aber ihre Fähigkeit, unsere tiefste Gelassenheit ins Wanken zu bringen, löst sich auf. Wenn wir uns in die Stille unter dem Lärm der Gedanken fallen lassen, in die Ruhe hinter dem Chaos unseres Kopfes, finden wir Frieden.

Zu einem Prozess aufbrechen

Ihre Gedanken und Ihre Beziehung zu ihnen haben sich über ein ganzes Leben hinweg gebildet – angeregt und gefördert durch familiäre und soziale Beeinflussung der stärksten Art. Ihr exzessives Denken hat nicht erst heute angefangen und wird sicherlich auch nicht direkt heute enden. Die bewusste Wahrnehmung und die Befreiung, die ich in diesem Buch beschreibe, sind ein laufender Prozess, kein Ziel, ein Prozess, der auf gewisse Weise nie abgeschlossen wird. Dieser Moment, von dem ich in der Einleitung dieses Buches gesprochen habe, als sich mein Objektiv plötzlich vollkommen umorientierte, ich meine zwanghaften Gedanken und meine eigene Entscheidung, mich mit ihnen zu befassen – letztlich die Entscheidung, mir selbst Leid zuzufügen –, sehen konnte, war eigentlich nicht bloß ein einzelner Moment. Mein Erwachen hatte nichts Plötzliches an sich, auch wenn sich die umwerfende Klarheit, die es mit sich brachte, so anfühlte, als sei sie plötzlich aufgetaucht. Um ehrlich zu sein, hatte ich mich schon jahrelang in bewusster Wahrnehmung geübt, bevor mir dieses Erwachen dämmerte.

Das neue Bewusstsein, von dem ich spreche, kommt normalerweise nicht schlagartig, alles auf einmal, sondern vielmehr viele Male als kleine Augenöffner, flüchtige Blicke. Wir erwachen aus dem Denken und schlafen dann wieder ein, setzen unseren Denktraum fort. Dann wachen wir wieder auf, und dann noch einmal. Mit der Zeit stellen wir fest, dass wir öfter wach sind als schlafen und uns unserer Gedanken öfter bewusst als nicht. Wir fühlen uns immer häufiger im Hier und Jetzt, im gegenwärtigen Augenblick, statt in Gedanken versunken. Räume zwischen den Gedanken tun sich regelmäßiger auf, und wir betreten sie mit größerer Leichtigkeit. Langsam verschiebt sich das Gleichgewicht, und exzessives Denken ist nicht länger unsere Standardeinstellung. Wir operieren gewohnheitsmäßig vom Beobachtungsposten aus, statt nur ab und zu vorbeizuschauen. Mit etwas Übung wird ein friedlicher, geräumiger Daseinszustand für uns zur ruhigen Normalität.

Dieser innere Frieden ist ein tiefes Wohlbefinden in Ihnen, ein Wohlbefinden, das nicht an Ihrer Situation im Leben oder Ihren Gedanken hängt. Dieses Wohlbefinden ist immer da, steht Ihnen jederzeit zur Verfügung. Genauso, wie Sie wissen, dass die Sonne immer da ist, auch wenn sie hinter Wolken versteckt ist, ist auch dieses fundamentale Wohlbefinden immer bei Ihnen. In dem Moment, in dem Sie sich aus den Gedanken ins Bewusstsein fallen lassen, in die verkörperte Präsenz Ihrer wahren Natur, kommen Sie zu Hause an, erreichen Sie Frieden. Unter allen Gedanken und allem Denken existiert ein Selbst, dem es grundlegend und unerschütterlich gut geht. Auf dass Sie Ihren Weg nach Hause finden und einen Frieden jenseits aller Erkenntnis entdecken.

Danksagung

Es ist schwierig, meinen Dank für all diejenigen in Worte zu fassen, die zu diesem Buch beigetragen haben. Es sind zu viele, um alle aufzuzählen, ein ganzes Leben voller Menschen, die meinen Geist, mein Herz und meinen Kopf angeregt und damit die Sprösslinge von dem gewässert haben, was ich zu Papier bringe. Also habe ich nur ein paar der hilfreichen Seelen herausgepickt, die Teil dieses speziellen Projekts waren.

Ein großes Dankeschön an meine Lektorinnen Elizabeth Hollis Hansen und Jennifer Holder. Eure Besonnenheit, euer intensives Zuhören und eure harte Arbeit haben dieses Buch zu etwas geformt, das Menschen eine tatsächliche Hilfe sein könnte. Zusammen über das Denken nachzudenken hat Spaß gemacht.

Ich danke herzlich Stephan Bodian für sein großzügiges Angebot, das Vorwort beizusteuern. Deine Weisheit und Liebenswürdigkeit haben mir geholfen, meine Vision auszuweiten und meine direkten Erfahrungen zu bestätigen.

An Vesela Simik, ich habe großes Glück, deinen Blick auf meiner Arbeit zu wissen. Dein Input ist jedes Mal hilfreich und bringt mich immer vorwärts.

An meine lieben Freundschaftsschwestern: Shauna Storey, Bronwen Davis, Melissa McCool und Karen Greenberg. Jede von euch erhellt auf ihre eigene Weise mein Leben und bindet mich an das, was zählt.

Danke an Jan Bronson dafür, dass du immer an meiner Seite bist und meine Ideen dazu ermunterst aufzublühen.

An Frederic: Danke, dass du mein Kopilot in unserer wunderbaren Familie und im ganzen Leben bist. Als Autor verstehst du den Prozess, und ich bin dankbar für die Perspektive und den Humor, mit denen du alles bereicherst.

Und an meine Mädels, Juliet und Gretchen, meine größte Freude, mein ganzes Herz. Jeden Tag aufs Neue staune ich über mein großes Glück; ich werde nie ganz verstehen oder gar in Sprache einschließen können, wie dankbar ich dafür bin, eure Mom sein zu dürfen.

Nancy Colier ist Psychotherapeutin, interreligiöse Geistliche, Autorin und Speakerin. Als langjährige Gelehrte östlicher Spiritualität ist sie Vordenkerin auf den Themengebieten Achtsamkeit, Wohlbefinden und digitales Leben. Neben regelmäßigen Blogbeiträgen für *Psychology Today* und *HuffPost* trat sie auch bereits mit Gastbeiträgen für die *New York Times* und als Gast bei verschiedenen US-amerikanischen Nachrichtensendungen in Erscheinung. Auf englischer Sprache erschienen von ihr bereits *The Power of Off*, *Inviting a Monkey to Tea* und *Getting Out of Your Own Way.* Colier lebt in New York City.

Mehr über sie erfahren können Sie auf ↗ https://www.nancycolier.com.

Der Verfasser des Vorworts, **Stephan Bodian**, ist Lehrer der nichtdualen Weisheitstradition des Zen und Advaita, Pionier bei der Zusammenführung östlicher Weisheiten mit westlicher Psychologie und international anerkannter Experte für Meditation und Achtsamkeit.

Mehr über ihn erfahren können Sie auf ↗ https://www.stephanbodian.org.